16'50

365 días para vivir con salud

365 días para vivir con salud

Dr. Luis Gutiérrez Serantes

temas'de hoy.

Primera edición: enero de 2002
Segunda edición: febrero de 2002

Pº de Recoletos, 4. 28001 Madrid
Diseño y maquetación: gráfica futura
Fotografía de cubierta: Nines Mínguez
Fotografías de interior: Photodisc, Stockbyte, Matton-Bild y ASA
ISBN: 84-8460-169-2
Depósito legal: M-6.317-2002
Impreso en SITTIC, S. L.
Printed in Spain–Impreso en España

ÍNDICE

CONSEJOS PARA TODO EL AÑO

PRÓLOGO

Aquello que cuesta trabajo realizar es lo más querido. Hay una bonita frase, ampliamente usada en medicina, con la que se concluyen muchos alumbramientos: «El parto ha sido trabajoso.» Pues algo así me ha ocurrido a mí con esta publicación que hoy tiene en sus manos, salvando –lógicamente– el dolor de una mujer al dar a luz, sí tengo la ilusión de una criatura recién llegada al mundo editorial y los quebraderos de cabeza que me ha dado intentar escribir un libro con todo el rigor científico, pero al mismo tiempo en un lenguaje divulgativo y comprensible por todos aquellos que están interesados en la salud, sin dedicarse a ella. Ciertamente ahora entiendo lo difícil que puede llegar a ser comprender el lenguaje médico –como dicen los pacientes– cuando es tan complicado traducirlo a algo comprensible.

Esto es lo que pretendo con este libro: *365 días para vivir con salud* ha sido creado para ser útil, para servir como libro de consulta o de cabecera a toda la familia y para ser válido a la hora de entender cómo y por qué se enferma y cómo puede prevenirse o evitarse la enfermedad.

Habrán merecido la pena las horas de trabajo y desvelo sólo con que a una persona al leerlo, se le abran los ojos ante un síntoma que puede señalar una enfermedad grave, acuda a tiempo a su médico y pueda curarse y mantener una buena calidad de vida... ¡ya lo creo! ¿Será muy ambicioso pretenderlo?

He querido plasmar en este libro las inquietudes que capto cada día en los pacientes que acuden a mi consulta y en la maravillosa gente que, desde todo el mundo, nos llama y nos escribe al programa *Saber vivir* de Televisión Española que dirige magistralmente Manuel Torreiglesias, mi amigo y compañero de fatigas en las lides televisivas.

Sus dudas, sus inquietudes y sus preocupaciones son las que todos ustedes se plantean a la hora de saber cómo prevenir y tratar enfermedades por medio de la medicina, la nutrición y el ejercicio.

Este libro ve la luz gracias al apoyo de la doctora Elena Lence Moreno, una enamorada de la medicina rural y con un corazón tan grande, que es capaz de dar su vida por sus pacientes. Con ella tengo la suerte de compartir mi vida y sólo ella es capaz de encontrar en mí, y mostrarme, lo bueno que llevo dentro.

Mi agradecimiento también a Alicia de Carpio, terremoto de gran periodista y amiga sincera.

Espero, quiero y deseo con toda mi alma no defraudarles.

Dr. Luis Gutiérrez Serantes

PRIMAVERA

Dice el sabio refranero español que «la primavera la sangre altera»... Y algo de cierto tiene que tener ya que la mayoría de las enfermedades que se producen en esta época estacional guardan relación con lo que nuestros predecesores en la medicina llamaban los «humores», que no eran sino los líquidos que circulan por el interior de nuestro organismo (sangre, linfa, bilis). Enfermedades como las alergias (debidas a la revolución de nuestro sistema inmune por la exagerada producción de sustancias defensivas, que se vuelven nocivas al aumentar de forma desmedida ante un estímulo que no deberían reconocer como dañino); o como las depresiones, que renacen en primavera.

Ésta es la estación que todos reconocemos como la más hermosa e idílica por la luz, las flores, el calor y el color que nos rodean y, sin embargo, está demostrado que estas características (que tanto nos gustan) parecen alterar nuestro ánimo de tal manera que es, precisamente en este tiempo, cuando más nos acecha la melancolía y se da una mayor incidencia de la depresión.

Lo cierto es que, sin que exista una justificación médica o científica, con frecuencia nos sentimos más cansados en primavera, hecho que los médicos hemos dado en llamar «astenia primaveral». Hasta nuestro aparato digestivo se puede ver implicado en esta guerra de guerrillas que libramos contra quién sabe qué y puede verse afectado por úlceras y gastritis que son también más frecuentes en estos meses.

¡Qué complicado y qué hermoso al mismo tiempo sería poder conocernos a fondo y tener nuestras defensas bien armadas ante todo lo que puede agredir a esa valiosa unidad vital que forman el cuerpo y la mente!

Vamos a intentar que, leyendo estas páginas y tomando buena nota de los consejos que contienen, conozcan cuáles son sus enemigos y el modo más sencillo de evitarlos o combatirlos desde varios frentes, como son el ejercicio adecuado, una alimentación sana y, por supuesto, la opinión médica.

ALERGIAS

DEFINICIÓN

Se considera que una persona es alérgica cuando su organismo reacciona de forma exagerada a un estímulo que, para otros individuos o para él mismo, en otras ocasiones no habría sido nocivo. Esta reacción origina diversos síntomas como: aumento de la mucosidad nasal, tos, dificultad al respirar, enrojecimiento de los ojos, picor de garganta, manchas por el cuerpo o picor en la piel.
Las sustancias capaces de causar este tipo de reacción son muy variadas, desde un alimento o un perfume hasta un medicamento, la picadura de un insecto, algún tejido o tinte, el polen de muchas plantas y árboles y un larguísimo etcétera, que nos podría sorprender a todos.
Toda persona debe ser su propio detective y ejercer una buena autovigilancia, de esta manera podrá saber qué sustancia es la que genera esta reacción anormal de su organismo, lo cual será de gran ayuda para orientar a su médico en el diagnóstico.

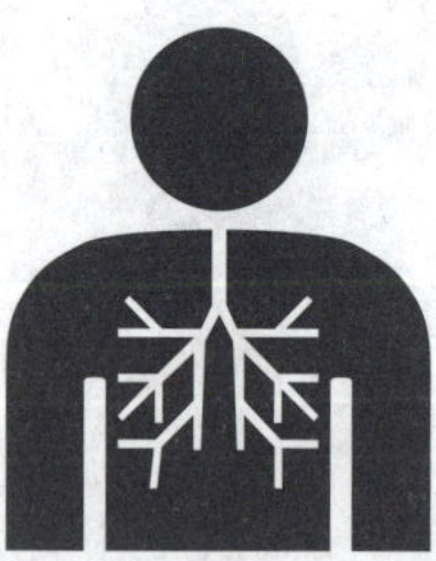

SÍNTOMAS

La alergia puede producir diversas manifestaciones, desde una simple rinitis alérgica (que afecta a las vías respiratorias altas) hasta la complicación más grave de la alergia que es el asma alérgico, pasando por la conjuntivitis alérgica (enrojecimiento de la conjuntiva ocular), la dermatitis alérgica (sensación de picor en la piel) y la urticaria (aparición de lesiones o ronchas en la piel).
Nos vamos a centrar fundamentalmente en la rinitis alérgica ya que es la manifestación más frecuente, si bien daremos consejos prácticos para prevenir, en lo posible, todo tipo de manifestaciones alérgicas.

RINITIS ALÉRGICA

Muchas veces habrá oído hablar de la **rinitis alérgica**, pero ¿sabe qué es y cuáles son sus síntomas?
Es una enfermedad inmunológica que se produce cuando

el organismo de una persona alérgica se pone en contacto con un alergeno (se llama alergeno a cualquier sustancia capaz de producir una reacción alérgica). Esto origina una reacción en la que se estimulan mediadores de defensa, como la histamina o la serotonina, dando lugar a síntomas tan molestos como rinorrea (expulsión de moco líquido), taponamiento o congestión nasal, estornudos muy frecuentes –y a veces tan violentos que pueden dar lugar a un sangrado nasal– y sensación de picor en las vías respiratorias altas (paladar, garganta, nariz y oídos).

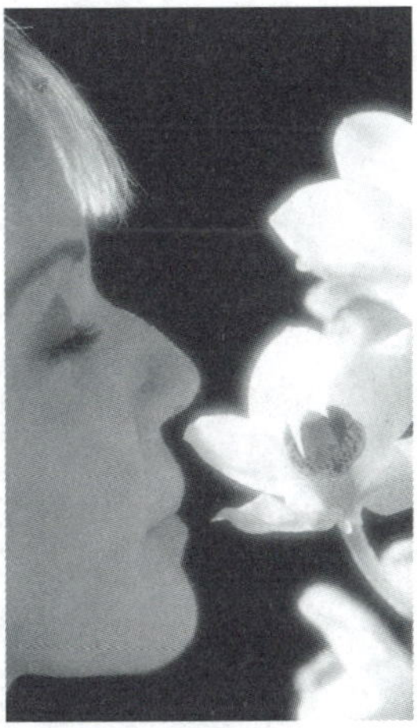

Síntomas y tipos de rinitis alérgica

Tenemos la idea de que la rinitis alérgica se produce sólo en primavera. Eso es lo más frecuente, pero corresponde sólo a los pacientes afectados de **rinitis alérgica estacional**. En este grupo, el agente causal suele ser el polen ambiental y la época de aparición de los síntomas coincide con la floración de árboles (el olivo, principalmente), gramíneas y maleza (artemisa, parietaria, diente de león). Sin embargo hay otro tipo de alérgicos que sufren estos molestos síntomas durante más de nueve meses al año, es lo que se denomina **rinitis perenne**. En este grupo suele existir alguna alteración anatómica que complica el proceso, como desviación del tabique nasal, pólipos nasales, etc. Además su alergia se debe a sustancias u organismos que existen en cualquier época del año (hongos, ácaros, pelo de animales, parásitos, bacterias, etc.).

Diagnóstico de rinitis alérgica

Para saber con certeza a qué sustancia se es alérgico se utilizan dos tipos de pruebas, una llamada *prick test* o prueba de la picadura en la que, por medio de una lanceta, se inoculan los principales alergenos en la superficie de la piel. La otra se denomina «intradermorreacción» que, como su propio nombre indica, consiste en inyectar la sustancia dentro de las capas profundas de la piel. Es más sensible que la anterior, pero también puede llegar a ser algo más peligrosa. Es muy importante suspender la medicación antialérgica (antihistamínicos) al menos una semana antes de realizar las pruebas para evitar que se falseen los resultados.

Todo esto es muy interesante, pero llevémoslo al plano práctico, a esas dudas que a usted se le plantean cada día con las pequeñas tareas domésticas, por ejemplo: ¿Qué tipo de almohada debe usar un alérgico? ¿Puede tener perro? ¿Puede hacer deporte? ¿Debe vivir siempre en la ciudad y no en el campo? ¿Le afecta el tabaco más que a otras personas?... Iremos viendo una por una todas estas facetas y muchas otras para hacer más saludable la existencia de las personas que la padecen.

RECOMENDACIONES PARA PACIENTES ALÉRGICOS AL POLEN

- Permanezca el mayor tiempo posible dentro de casa durante los días de mayor concentración de pólenes. Evite sobre todo los días de viento y, si ha de salir, utilice mascarilla protectora y gafas de sol.

- Mantenga las ventanas cerradas durante la noche y ventile las habitaciones durante el día, evitando las horas de máxima emisión de pólenes (entre las 5 y las 10 horas) y aprovechando las fases de menor concentración (de 19 a 22 horas).

- Debe planear sus vacaciones en la época de mayor polinización y escapar a una zona libre de pólenes (playa y mar). Si viaja en coche es importante llevar cerradas las ventanillas y utilizar el aire acondicionado. Una precaución especial: tanto el aire acondicionado del coche como el del domicilio hay que revisarlo por lo menos dos veces al año para limpiar o cambiar los filtros y conductos del aire y evitar así la acumulación y crecimiento de hongos, ácaros y pólenes.

- La ropa del paciente alérgico debe tenderse en el interior de la casa para evitar que se impregne de pólenes.

- No puede haber plantas ni flores en la habitación de un paciente con rinitis alérgica, y debe evitar sobre todo cortar el césped o ponerse cerca de césped recién cortado, ya que al agitar el polen, se alcanzan grandes concentraciones en el aire.

RECOMENDACIONES PARA PACIENTES ALÉRGICOS A LOS ÁCAROS DEL POLVO

- Realice la limpieza de modo frecuente tanto en el dormitorio del alérgico como en el resto de la casa y hágalo siempre con aspiradora, nunca con cepillos o escobas que levantan más polvo.

- La ropa de la cama del paciente alérgico a los ácaros nunca debe ser de lana o de plumas, sino de fibra sintética (poliuretano). Se debe evitar el uso de alfombras y moquetas en el domicilio y, si no se puede prescindir de ellas, hasta que le sea posible, use acaricidas, impregnando bien colchones, alfombras, sofás y moquetas.

- Las almohadas y colchones deben ser recubiertos con fundas no permeables a los ácaros.

- Toda la ropa debe ser lavada a 60-65º C para destruir los ácaros.

- La decoración es importante en estos casos. Hay que evitar cortinas y entelados en las paredes y estanterías con libros en el dormitorio. En definitiva, tender a los espacios diáfanos o poco recargados de objetos.

- No es aconsejable compartir el espacio vital con animales de pelo o pluma.

- En niños con este tipo de alergia deben evitarse los juguetes de paño o peluche y los pósters, que acumulan gran cantidad de polvo en el envés

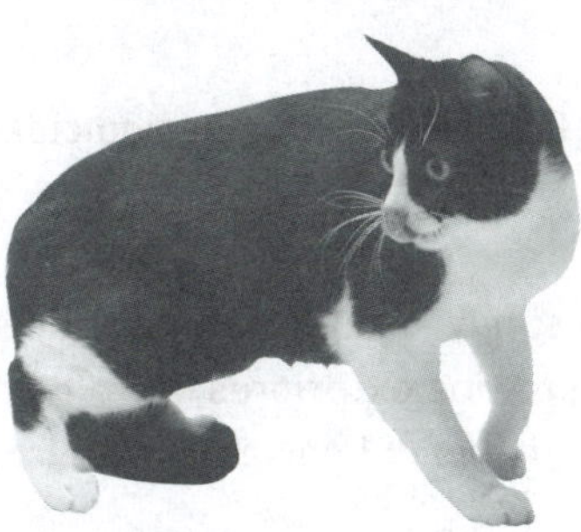

RECOMENDACIONES PARA PACIENTES ALÉRGICOS A CASPA Y PELO DE ANIMALES

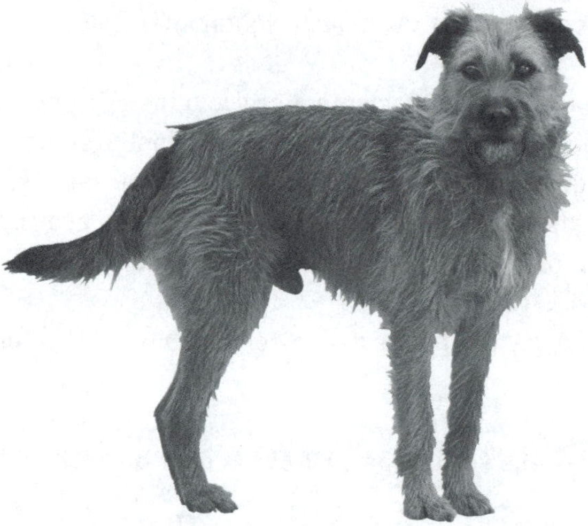

- Lo ideal es que un paciente alérgico a los animales no conviviera con ellos, pero si lo va a hacer debe seguir al pie de la letra una serie de recomendaciones de gran importancia, la primera de las cuales es bañar a su mascota una vez por semana (sin usar productos de limpieza, sólo con agua es suficiente para no dañar el manto cutáneo del animal), y debe hacerlo alguien que no sea alérgico.

- Disponga de un cesto o cuna para el animal y no permita que duerma fuera de él.

- Su cesto, su ropa y sus juguetes se lavarán con una periodicidad semanal.

- Mantenga al animal fuera de la casa si hay jardín o patio o sólo en determinadas habitaciones si no hay espacios exteriores, pero bajo ningún concepto puede entrar en el dormitorio del paciente alérgico.

RECOMENDACIONES PARA PACIENTES ALÉRGICOS A PICADURAS DE INSECTOS

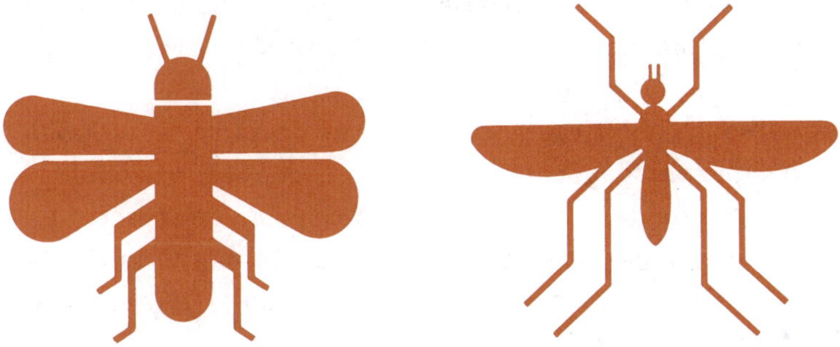

- Evite las salidas al campo en primavera y verano, y si esto no es posible:
  - No utilice colonias, perfumes, ni lociones de olor.
  - No lleve ropa de colores vivos o brillantes ni estampados floreados.
  - No manipule alimentos dulces, ni recoja fruta del suelo o de los árboles.
  - Mantenga la comida tapada y las bolsas de desperdicios bien cerradas y alejadas del lugar donde está.
  - No trate de ahuyentar al insecto si vuela a su alrededor, conserve la calma y aléjese de él.
  - Lleve cubierta la mayor parte posible de superficie corporal con ropa, prestando especial atención a los pies, que deben ir protegidos con un calzado cerrado. Nunca permanezca descalzo.

- Si finalmente la picadura se produce, póngase hielo inmediatamente. Evitará en gran medida el dolor y la inflamación. También puede aplicarse amoniaco si dispone de él.

- Si la picadura es causada por una abeja o una avispa, su aguijón puede quedarse introducido en la piel y debe ser retirado, raspando suavemente la piel, nunca tirando, retorciendo o apretando, ya que podríamos introducirlo más profundamente.

- Todo paciente alérgico a las picaduras de insectos debe llevar consigo un equipo de emergencias que incluya antihistamínicos y una jeringa precargada de adrenalina para ser utilizada si nota síntomas graves, como dificultad respiratoria o inflamación de la vía respiratoria.

- Las personas alérgicas a las picaduras de abeja (sobre todo aquellas que pueden padecer problemas graves) pueden someterse a un tratamiento de desensibilización que consiste en inyectar progresivamente pequeñas dosis del alergeno. Sin embargo esto debe realizarse siempre bajo un estricto control médico, para prevenir posibles complicaciones.

TRATAMIENTO DEL PACIENTE ALÉRGICO

El tratamiento variará dependiendo del tipo de alergia que se padezca pero, en líneas generales, los medicamentos utilizados son los antihistamínicos y los corticoides. Ambos resultan de gran utilidad pero –como todos los medicamentos– pueden tener algunos efectos secundarios que es interesante conocer.

Los antihistamínicos pueden producir sedación, por lo que no es aconsejable conducir ni manejar maquinaria peligrosa mientras se toman. Además, este efecto sedante se ve potenciado por el consumo de alcohol que, en este caso, está totalmente contraindicado.

En cuanto a los corticoides, debe saber que su uso puede producir daños en el aparato digestivo, desde una gastritis hasta una úlcera gástrica, por lo que, siempre que se establece tratamiento con estos fármacos, se añade un protector gástrico. Si usted padece problemas digestivos, debe advertírselo siempre a su médico para evitar complicaciones más graves, como puede ser una hemorragia digestiva.

ASMA

DEFINICIÓN Y TIPOS

EL asma es una enfermedad crónica que se caracteriza por la inflamación y congestión de las vías respiratorias bajas (tráquea, bronquios, bronquiolos y alveolos), haciendo muy difícil la respiración. Existe una predisposición genética a padecer esta enfermedad. Una crisis asmática puede desencadenarse por múltiples causas, como son:

- Todo tipo de alergias.
- Situaciones climáticas extremas de mucho frío, calor y humedad.
- Ciertas medicinas como el ácido acetilsalicílico (A.A.S. o Aspirina) o los antiinflamatorios no esteroideos (AINES).
- Algunos aditivos utilizados en alimentación.
- Infecciones respiratorias, tales como catarros, gripe o bronquitis.
- El humo del tabaco y la polución ambiental.
- La tensión nerviosa excesiva o el estrés.

La mejor manera de combatir el asma es analizar cada caso en particular para prevenir, en lo posible, todas las circunstancias desencadenantes de una crisis asmática y así poder evitarla.

ALIMENTACIÓN EN EL PACIENTE CON ASMA

La alimentación juega un papel muy importante en la vida del asmático, ya que necesita un aporte extra de vitaminas y minerales para prevenir las crisis.

Tiene que ser muy rica en vitaminas antioxidantes A, C y E, así como en otros nutrientes como selenio, zinc y magnesio (ver tablas de páginas siguientes). Es fundamental reducir la ingesta de sal para evitar la retención de líquidos que podrían dificultar la respiración, e ingerir poca cantidad de grasa para evitar la obesidad que supondría otra complicación en este tipo de pacientes.

ALIMENTOS RICOS EN VITAMINA A

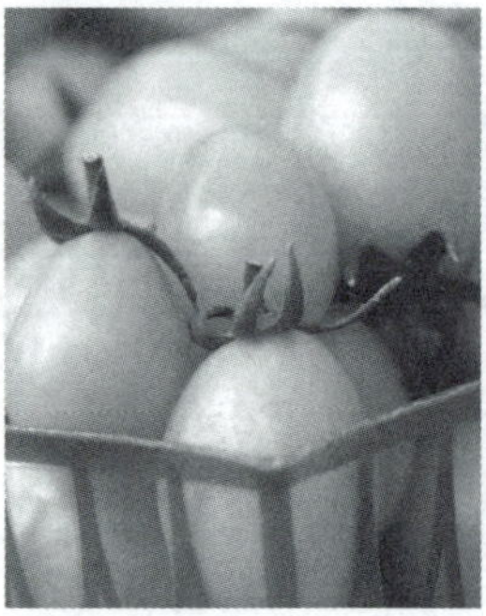

- Hígado, foie-gras y patés
- Zanahoria y tomates
- Grelos, berzas y espinacas
- Acelgas, lechuga, escarola y judías verdes
- Pez espada, congrio, sardinas y atún fresco
- Atún, bonito y caballa en escabeche
- Huevos
- Queso gallego, queso de bola y quesitos en porciones
- Caquis, albaricoques y melón

ALIMENTOS RICOS EN VITAMINA C

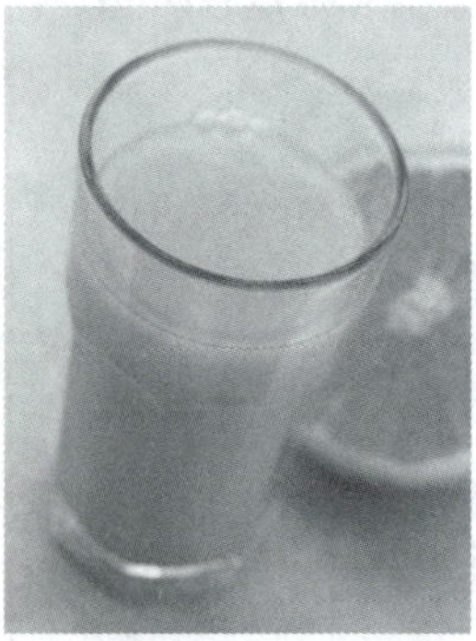

- Guayaba
- Pimientos
- Kiwi
- Coliflor
- Coles
- Repollo
- Frambuesa
- Naranja, limón
- Pomelo
- Mandarina
- Espinacas
- Espárragos
- Puerro
- Tomate
- Habas
- Judías verdes
- Guisantes
- Patata
- Chirimoya
- Lechuga y escarola

ALIMENTOS RICOS EN VITAMINA E

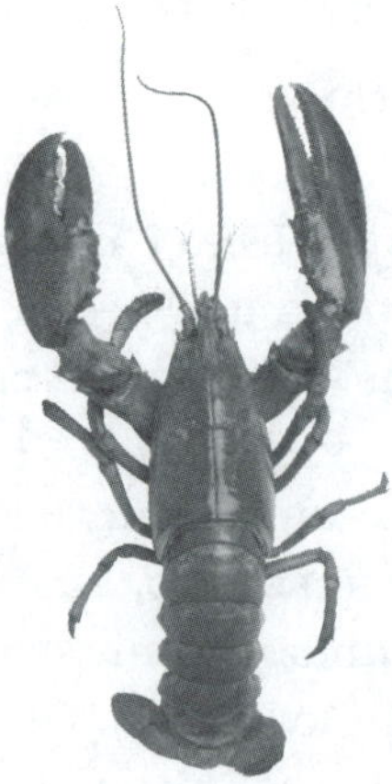

- Aceite de girasol
- Avellanas, almendras, cacahuetes y pistachos
- Aceite de soja
- Atún, bonito y caballa
- Aceite de oliva
- Aguacate
- Besugo
- Espárragos
- Calamares
- Espinacas
- Huevo de gallina
- Langosta, bogavante y mejillones

ALIMENTOS RICOS EN SELENIO

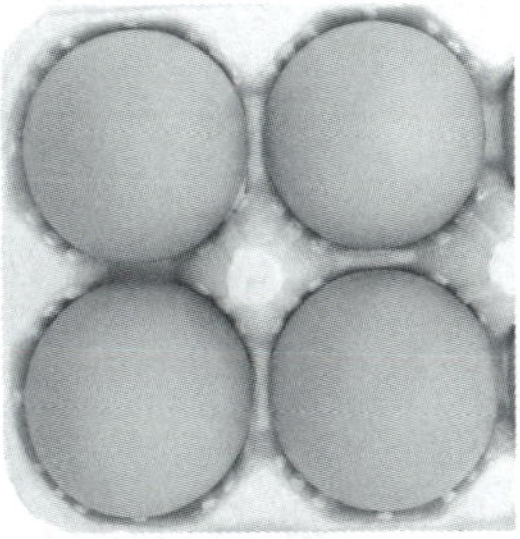

- Huevos
- Leche y queso
- Cereales y pan blanco
- Pollo
- Atún
- Miel y azúcar
- Judías
- Brécol
- Tomate
- Patatas
- Arroz
- Naranjas

ALIMENTOS RICOS EN ZINC

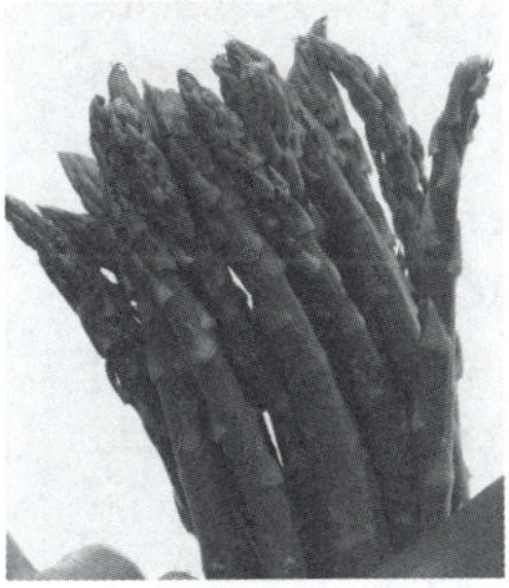

- Membrillo
- Carne de caballo
- Caracoles
- Sardinas en aceite
- Jamón serrano
- Lechuga y escarola
- Espárragos y tomate
- Leche y queso
- Lentejas
- Marisco (ostras, centollo, cigalas, langostinos, camarones, nécoras, cangrejos, almejas, chirlas, berberechos, mejillones, langosta y bogavante)

ALIMENTOS RICOS EN MAGNESIO

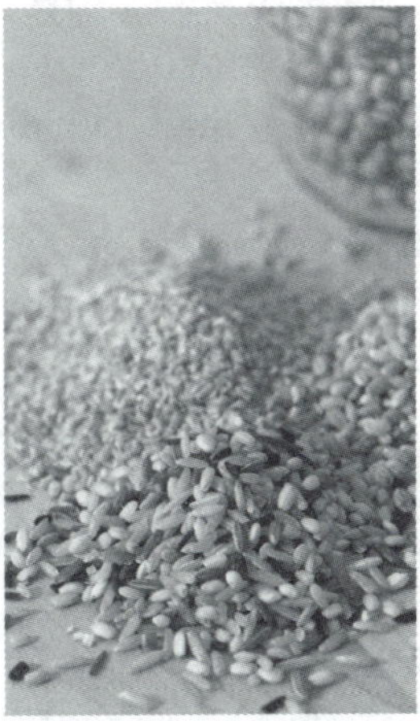

- Pipas de girasol
- Almendras, cacahuetes, avellanas, pistachos, nueces e higos secos
- Caracoles
- Soja
- Garbanzos y judías blancas y pintas
- Habas y guisantes secos
- Chocolate
- Lentejas
- Acelgas
- Castañas

DEPRESIÓN

DEFINICIÓN Y TIPOS

Se considera que un paciente está deprimido cuando sufre una alteración del ánimo que le produce tristeza o melancolía y afecta a su conducta, y a sus relaciones sociales, familiares y laborales.

Se produce una disminución de la vitalidad que se manifiesta tanto en el plano psíquico como en el físico.

Las depresiones pueden ser **reactivas** (por una causa externa conocida, como puede ser la pérdida de un ser querido) o **endógenas** (se producen sin ninguna causa aparente, sin que el individuo tenga ningún problema concreto. Son innatas y tienen un componente hereditario).

Para establecer el diagnóstico de depresión, la persona tiene que vivir esta situación durante un periodo prolongado –semanas, meses e incluso años hasta que se instaura el tratamiento–. Estar unos pocos días con el ánimo bajo, por suerte, no es sinónimo de depresión.

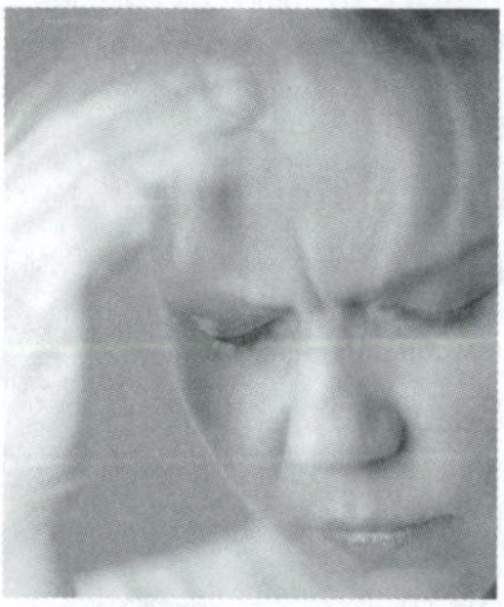

DATOS PARA RECONOCER UNA DEPRESIÓN

Hay una serie de pistas que pueden ayudarle a saber si un ser querido, amigo o familiar ha caído en un estado depresivo. Son:

- Melancolía, tristeza continua, a pesar de no poder explicar a qué se debe esa pena que le invade.
- Disminución intensa de su actividad. Cansancio, pérdida de fuerza vital y física aunque no realice ningún esfuerzo físico.
- Pesimismo y negatividad en todas sus opiniones y en todo lo que tiene que abordar. Normalmente, lo más sencillo le parece un mundo.
- Sensación de fracaso en todos los planos de su vida.
- Manifestaciones de nerviosismo, irritabilidad e incluso agresividad en algunos momentos.
- Dificultad para relacionarse con los demás. Por no relacionarse, no tiene ni ganas de hablar.
- Dificultad para conciliar el sueño (insomnio).
- Pérdida del apetito y, por tanto, pérdida de peso.

¿CÓMO ABORDAR LA DEPRESIÓN?

La depresión es una enfermedad como otra cualquiera y debe ser tratada por un profesional. Es mucho más que un «estoy triste, ya se me pasará». Para superar una depresión es necesaria la ayuda de un equipo médico completo que, en condiciones ideales, estaría formado por el médico de cabecera, un psiquiatra y un psicólogo o terapeuta.

En muchas ocasiones los consejos bien intencionados de amigos y familiares, no sólo no ayudan mucho –si no están preparados–, sino que pueden llegar incluso a retrasar o entorpecer la mejoría.

Si ha caído en una depresión o tiene algún allegado que la está sufriendo, lea detenidamente estos consejos. Le serán de gran utilidad.

CONSEJOS PARA SALIR DE UNA DEPRESIÓN Y/O TRATAR AL PACIENTE DEPRIMIDO

- No retrase nunca la consulta con su médico pensando que mejorará. Cuanto antes afronte el problema y antes se instaure el tratamiento, antes empezará a sentirse mejor.

- Consulte, siempre que se le plantee alguna pregunta, con su médico de cabecera. Él sabrá orientarle y tranquilizarle ante todas sus dudas y modificará su tratamiento si aparece alguna complicación o efecto secundario. Usted solo no puede variar las medicinas ni sus dosis.

- Si su médico de atención primaria cree conveniente que sea visto por un especialista, siga su consejo y acuda a él.

- Siga el tratamiento médico sin ningún temor. Los antidepresivos prescritos por un médico, siguiendo las revisiones que le indique, no crean problemas de sobredosis, ni de adicción.

- Los medicamentos que se emplean para el tratamiento de la depresión no «atontan», todo lo contrario, hacen recuperar el interés, la actividad, la concentración y la memoria de las cosas bonitas que uno se pierde mientras está deprimido.

- Tiene que ser consciente de que los medicamentos «milagro» no existen, los antidepresivos tardan en hacer efecto entre tres y seis semanas para empezar a notar mejoría, pero la curación hay que verla a largo plazo, con un mínimo de seis a doce meses.

- Las personas próximas al paciente deprimido juegan un papel muy importante en su convalecencia, pueden ser muy beneficiosas pero también muy dañinas para él. Deben estar pendientes de que acuda a sus revisiones sin excusas, acompañarle a las citas médicas y entrar con él para comprender bien los consejos médicos y el tratamiento y asegurarse de que lo toma correctamente. Es muy importante demostrarle afecto, pero sin agobiarle y estar pendientes de él, pero sin atosigarle. Hay que tratar de evitarle todo tipo de preocupaciones y, sobre todo, no obligarle a tomar decisiones porque en este momento no puede hacerlo. Debe darle ánimos sin hacer que se sienta infeliz porque no puede compartirlo, contar con él sin marginarle pero no obligarle a participar si no es su deseo. Es preciso hacer un verdadero ejercicio de paciencia y de tolerancia hasta que se empiece a notar alguna mejoría, pero seguro que después habrá merecido la pena.

- No olvide nunca que usted, cuidador, familiar, amigo o pareja del deprimido sufre mucho, pero –sin duda alguna– el paciente deprimido sufre mucho más que usted. No se compadezca y, sobre todo, no se haga el mártir, porque lo único que conseguiría con esto es hacer más profunda su pena ya que, aunque no pueda decírselo ni demostrárselo, él sigue queriéndole como antes, como siempre.

- El ejercicio moderado ayuda a combatir la depresión y a mantener su cuerpo en forma mientras se recupera su mente. Un paseo diario de una hora aproximada de duración con una compañía agradable disipa los malos augurios, aclara las ideas y rompe la monotonía de un día que al deprimido le parece interminable. Pero no le fuerce a caminar, ni siquiera a hablar; cuando él pueda empezar a hacerlo, sin duda lo hará, por usted y por él mismo.

- Una dieta equilibrada y suficiente es imprescindible para superar la depresión. Debe comer lo necesario, no le fuerce, pero invente una dieta variada, sabrosa, poco monótona y al gusto del enfermo que le haga menos duro pensar que tiene que alimentarse. Es absolutamente necesaria una ingesta muy abundante de vitaminas B_1, B_2 y B_6 para conseguir el funcionamiento óptimo del sistema nervioso, tan comprometido en los procesos depresivos. Para ello le facilitamos tablas de alimentos ricos en los nutrientes esenciales que el deprimido precisa.

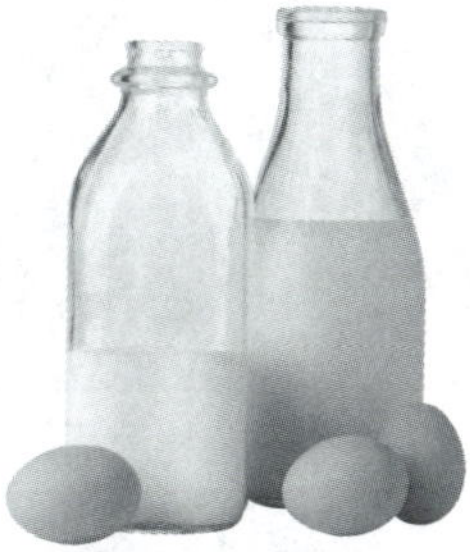

ALIMENTOS RICOS EN VITAMINA B_1 O TIAMINA
- Levadura seca (puede conseguirla en cualquier herbolario o tienda de dietética)
- Cereales integrales
- Carnes, especialmente la de cerdo
- Hígado
- Nueces
- Legumbres
- Patatas

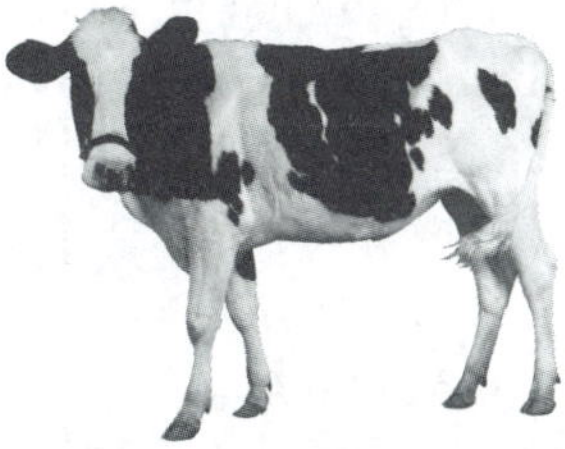

ALIMENTOS RICOS EN VITAMINA B_2 O COBALAMINA
- Leche
- Queso
- Carne
- Huevos
- Cereales enriquecidos con vitamina B

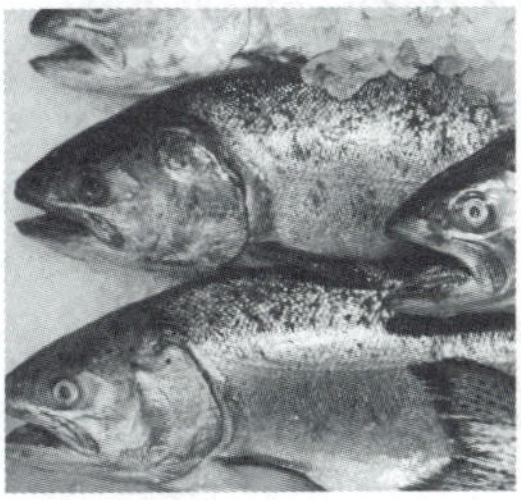

ALIMENTOS RICOS EN VITAMINA B_6 O PIRIDOXINA
- Levaduras secas
- Hígado
- Vísceras en general
- Cereales integrales
- Pescado
- Legumbres

ANSIEDAD

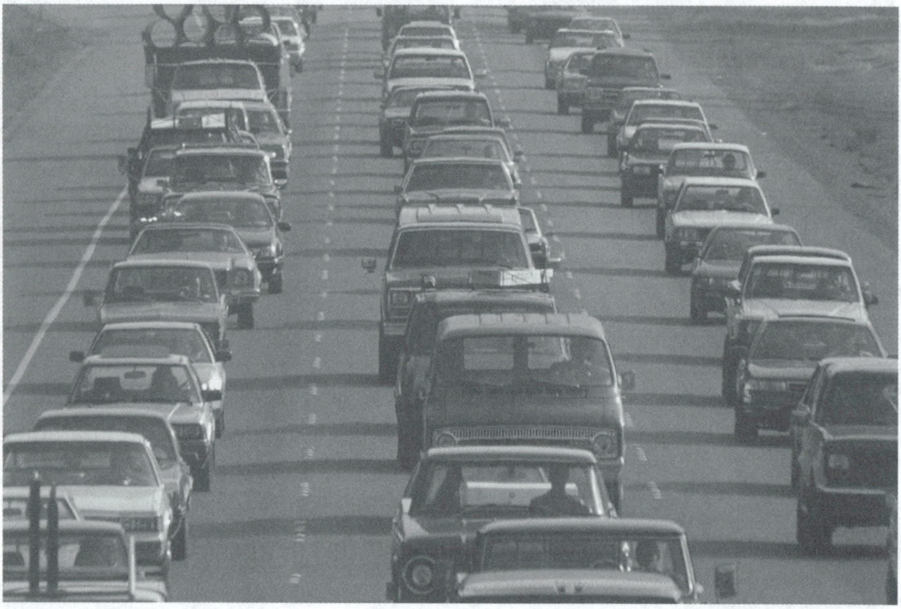

DEFINICIÓN Y GENERALIDADES

Seguro que usted está o ha estado en algún momento de su vida sometido a una situación estresante: conflictos de trabajo, discusiones familiares o la realización de viajes de forma continua. Esto hace que se sienta raro, nervioso, irritable, inquieto o incluso –por qué no decirlo– que tenga ganas de salir corriendo, de dejarlo todo. A este cúmulo de sensaciones desagradables se le conoce con el nombre de ansiedad.

La ansiedad se puede tratar empleando técnicas de relajación y utilizando medicamentos ansiolíticos que deben ser prescritos y controlados por su médico.

La medicina natural también puede ayudarle cuando se encuentre en una situación de ansiedad (independientemente del tratamiento médico reservado para crisis más graves). La toma de amapola de california junto con valeriana en forma de cápsulas por la mañana y por la noche conseguirá relajarle y que usted consiga pasar más tranquilo las 24 horas del día.

APRENDA A RELAJARSE

- Sea constante en la práctica de las técnicas de relajación día a día. De 10 a 15 minutos pueden ser suficientes.
- No espere resultados sorprendentes en los primeros días.
- Elija una habitación en la que consiga un ambiente agradable, con una temperatura de 23-24º C, sin ruidos y con una luz suave.
- Póngase ropa cómoda que no le apriete, quítese los zapatos, el reloj y cualquier prenda que pueda molestarle.
- La posición más correcta es la de tumbado boca arriba con los brazos pegados al cuerpo.
- Cierre los ojos suavemente y deje la boca entreabierta para respirar con facilidad.
- No piense en nada y céntrese en su respiración. Debe ser pausada y profunda.
- Relaje sus músculos, piense que sus brazos y piernas cada vez pesan más y que su abdomen cada vez está más distendido.
- Durante 10 /15 minutos disfrute de esta situación y siéntase mentalmente tranquilo.
- Por último, comience a mover suavemente sus brazos y piernas y haga un par de inspiraciones profundas. Abra suavemente los ojos. No se incorpore bruscamente.

HIPOTENSIÓN

GENERALIDADES

En la primavera y en las épocas de altas temperaturas, las personas que tienen su tensión arterial baja (hipotensión) suelen percibir más frecuentemente los desagradables síntomas derivados de su disminución tensional como:

- Sudoración, taquicardia.
- Mareos.
- Desvanecimiento.

Si todo esto se produce de una forma súbita, el paciente puede llegar a sufrir, incluso, una pérdida de conciencia, que es lo que se conoce como lipotimia.

Ahora bien y que quede muy claro: las personas sanas con una tensión arterial baja en reposo tienen un auténtico seguro de vida, ya que las enfermedades del corazón, de las arterias y del riñón son menos frecuentes en ellos.

RECOMENDACIONES PARA PERSONAS CON TENSIÓN ARTERIAL BAJA

En la actualidad los médicos no recomendamos ningún tipo de medicamento para elevar la tensión arterial en las personas hipotensas que llevan una vida normal, sólo aconsejamos una serie de medidas que le serán útiles para evitar los mareos y el desvanecimiento:

- Levántese lentamente de la cama, silla y sofás, nunca de manera brusca, ya que puede producirse una bajada de tensión que podría dar lugar a un desmayo.

- Condimente los alimentos con bastante sal, esto producirá una retención del líquido que circula por sus arterias, dando lugar a una ligera elevación de la tensión arterial.

- Beba más cantidad de líquido de lo habitual. Toda persona sana debe beber 2,5 litros al día; pues bien, un hipotenso tomará como mínimo 3 l/día.

! CÓMO DEBE ACTUAR ANTE UN DESMAYO

Seguro que alguna vez en la vida se encuentra en la situación de tener que atender a una persona que ha sufrido un desmayo. Lo primero y fundamental es conservar la calma y, a partir de ahí, actuar de la siguiente manera:

- Tumbe a la persona que ha sufrido el desvanecimiento en el suelo, con la cabeza de lado, para evitar que la lengua impida el paso del aire.

- Elévele las piernas para que aumente el flujo de sangre al corazón y al cerebro.

- Desabróchele la ropa, el cinturón y todo lo que oprima el tórax o la cintura.

- No atosigue al paciente, debe facilitarle la llegada de aire y asegurar su tranquilidad.

- Se irá recuperando paulatinamente. Una vez que esto haya sucedido, es importante incorporarle muy lentamente.

- Si no se produce la recuperación en unos minutos, trasládele a un centro hospitalario o avise al servicio de urgencias.

INSOMNIO

DEFINICIÓN

Hablamos de insomnio cuando una persona tiene dificultad para dormir, bien porque no puede conciliar el sueño o bien porque se despierta sin haber transcurrido las horas necesarias para obtener un sueño reparador.

El insomnio es un problema médico cada vez más frecuente y con serias repercusiones en la vida cotidiana de las personas que lo padecen. Irritabilidad, ansiedad, depresión, cansancio, somnolencia a lo largo del día, o el padecer hipertensión arterial, son alteraciones íntimamente relacionadas con el insomnio.

He hablado de «somnolencia a lo largo del día», ¿sabe usted, que los accidentes de tráfico son mucho más frecuentes en las personas que tienen dificultad para dormir? Es sólo una muestra, para tomar conciencia clara de que hay que acudir al médico, buscar la causa y poner un remedio adecuado al insomnio.

CAUSAS

Son variadas:

- Trastornos psiquiátricos: depresión, esquizofrenia, ansiedad o estrés.
- Ingesta de sustancias estimulantes que producen adicción como: tabaco, alcohol y cafeína.
- El exceso de peso, íntimamente ligado a la falta de ejercicio físico.
- Enfermedades respiratorias como la apnea del sueño o la bronquitis crónica.
- Enfermedades del aparato digestivo como el reflujo gastro-esofágico que se produce en la hernia de hiato.
- Ciertos medicamentos estimulantes del sistema nervioso.
- Alergias alimentarias. Se ha visto que los niños alérgicos a la leche de vaca tardan más tiempo en dormirse; se despiertan con más frecuencia por la noche y duermen menos horas. Está demostrado que cuando se suprime la leche de vaca en su alimentación el sueño se normaliza.
- Malos hábitos higiénicos y alimenticios.

DIAGNÓSTICO

Es fundamental la historia clínica y el diálogo médico-paciente para averiguar la causa o causas desencadenantes del insomnio. Por otra parte, hoy en día, existen las denominadas **unidades del sueño**. En dichas unidades se hace un estudio concienzudo y detenido de cada paciente encaminado a investigar y determinar la causa de su insomnio.

!

TRATAMIENTO
Normas higiénicas encaminadas a educar su organismo para el sueño

- Hay que acostarse siempre a la misma hora.
- No duerma durante el día.
- No realice ejercicio físico intenso inmediatamente antes de acostarse.
- La temperatura de la habitación debe estar en torno a los 24º C, independientemente de la estación del año.
- La ducha o baño con agua caliente antes de acostarse le ayudará a conciliar el sueño por su efecto relajante.
- Si le gusta leer, recuerde que, para conciliar el sueño, le ayudará una lectura agradable que cuente situaciones placenteras. No lea relatos excitantes o desagradables antes de dormirse.
- Si le gusta la música, escuche antes de acostarse música suave, relajante. Evite música movida y excitante.
- No intente dormir con el televisor o la radio encendida, ya que en algún momento de la noche se despertará.
- No duerma con la luz encendida, como máximo deje una luz tenue azulada por si necesita levantarse durante la noche.
- Vacíe su vejiga e intestino antes de irse a la cama.
- Duerma con las persianas bajadas, así evitará la entrada de luz a primeras horas de la mañana.

Tratamiento médico

Varios son los medicamentos utilizados para ayudar a una persona a conciliar el sueño, pero estos medicamentos deben ser prescritos por el médico y en ningún caso puede tomar el primero que le recomiende un amigo o conocido. Actualmente no se aconseja tomar un medicamento inductor del sueño más de siete días seguidos sin un estricto control médico, para evitar la habituación.

La valeriana y passiflora son plantas medicinales que relajan y ayudan a conciliar el sueño, y pueden ser utilizadas en casos leves de insomnio.

Papel de la alimentación en el insomnio

Lo primero que tiene que tener muy claro para evitar el insomnio es que no debe acostarse inmediatamente después de cenar y, por supuesto, que la última toma de alimentos del día no debe ser copiosa ni rica en grasas, tan difíciles de digerir, sino frugal y ligera.

Está demostrado que el abuso en la ingesta de alcohol y cafeína a lo largo del día e incluso, más importante todavía, por la tarde-noche, impide que la persona concilie el sueño y que éste sea reparador.

Si usted tiene problemas de sobrepeso u obesidad, debe ponerse en manos de su médico para que le dé las normas dietéticas necesarias para perder los kilos que le sobran y así evitar –entre otros problemas– el insomnio.

Una dieta rica en vitamina B_6 (piridoxina) y vitamina B_2 así como en minerales: hierro y magnesio, ayuda a conciliar el sueño en el paciente insomne.

ALIMENTOS RICOS EN HIERRO

- Almejas, chirlas, berberechos, ostras
- Espinacas, grelos, acelgas
- Carne de caballo, perdiz, codorniz
- Espárragos
- Mejillones
- Riñones
- Apio
- Coliflor, lechuga, escarola
- Setas
- Tomate, alcachofa
- Judías verdes
- Judías blancas, pintas, lentejas
- Garbanzos
- Morcilla
- Huevos de gallina

OBESIDAD

DEFINICIÓN

Se entiende por obeso a aquella persona que tiene un excesivo peso corporal, por un aumento de reservas de energía en forma de grasa.

La obesidad es un serio problema que afecta a la sociedad desarrollada. Podemos decir que en el siglo XXI, la obesidad será una auténtica epidemia. En España se estima que el 15% de la población entre los 25 y los 60 años es obesa, dándose la circunstancia de que este problema cada vez es más frecuente en la población infantil.

Ser obeso supone para la persona que lo padece un serio riesgo de padecer más frecuentemente enfermedades cardiovasculares, respiratorias, digestivas, del aparato locomotor, cáncer o diabetes Mellitus no insulinodependiente o tipo II, sin olvidarnos del problema estético que hace que un porcentaje alto de estas personas padezcan trastornos psicológicos que les pueden llevar a caer en la ansiedad y la depresión.

¿CÓMO SABER SI TIENE SOBREPESO O ES OBESO?

El método más frecuente para saber si tiene algún kilo de más, es el denominado **índice de masa corporal (I.M.C.)**. Este índice se calcula dividiendo el peso de la persona (en kilos) entre la altura en metros al cuadrado.

$$\text{I.M.C.} = \frac{\text{Peso en kilos}}{\text{Altura (metros) x altura (metros)}}$$

La tabla para saber si está en su peso ideal o tiene sobrepeso u obesidad es la siguiente:

I.M.C. menor de 20	Peso insuficiente
I.M.C. entre 20 - 24,9	Peso normal
I.M.C. entre 25 - 29,9	Sobrepeso
I.M.C. entre 30 - 39,9	Obesidad
I.M.C. mayor de 40	Obesidad mórbida

Con un ejemplo, le será más fácil la comprensión del I.M.C.
Supongamos una persona que pese 80 kg y mida 1,70 m.

$$I.M.C. = \frac{80}{1,70 \times 1,70} = \frac{80\ kg}{2,89\ m^2} = 27,68$$

Por lo tanto, podemos considerar que, en este supuesto, nos hallaríamos ante un caso de sobrepeso.
No todo incremento del peso corporal se debe exclusivamente a la acumulación excesiva del tejido adiposo. Un ejemplo claro sería el caso de un deportista que tuviera sus músculos muy desarrollados; posiblemente lo estaríamos incluyendo en el grupo de los obesos de forma equivocada.

CAUSAS

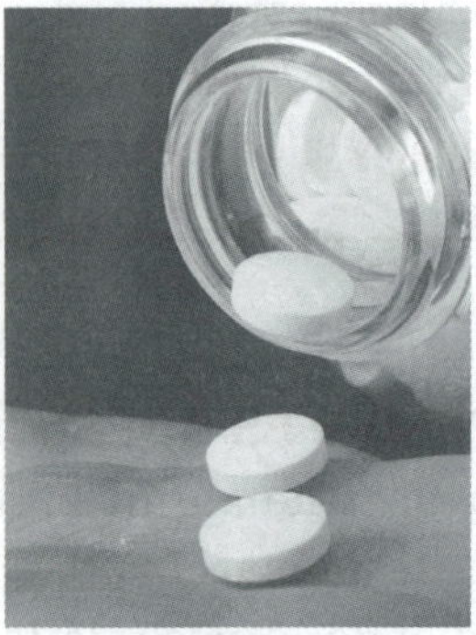

Para que una persona llegue a estar obesa tienen que concurrir diversos factores ambientales y una predisposición genética o –por otro lado– padecer alguna enfermedad que predisponga a la obesidad.

Factores ambientales

- Hábitos alimenticios erróneos; dietas ricas en grasas y pobres en verduras.
- Excesiva apetencia por los alimentos en personas proclives a la ansiedad o depresión.
- Toma de determinados medicamentos como:
  - Algunos antidepresivos.
  - Estrógenos.
  - Corticoides.
- La mujer embarazada, si no se cuida, tiende a la obesidad.
- La vida sedentaria y la falta de ejercicio.

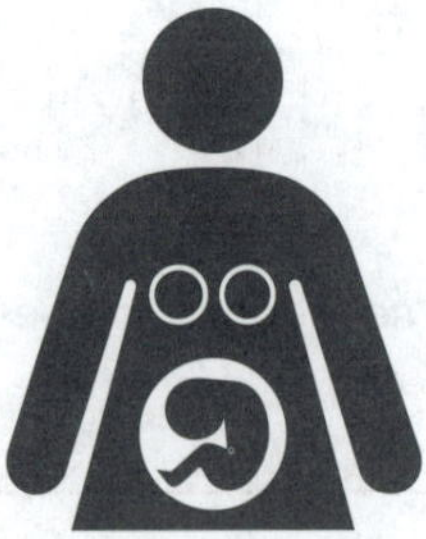

Enfermedades que pueden provocar obesidad

- Mal funcionamiento del tiroides: **hipotiroidismo**
- Enfermedad de las glándulas suprarrenales: **enfermedad de Cushing**.

TRATAMIENTO

Se puede luchar contra la obesidad desde varios frentes, teniendo en cuenta que cada paciente obeso necesita un tratamiento individualizado que dependerá del grado de obesidad y de las circunstancias personales. No puede ser lo mismo un tratamiento dietético para un ama de casa, para un ejecutivo o para un obrero de la construcción. Una vez dicho esto, las armas con las que contamos para vencer la obesidad son:

- Alimentación: dieta sana y equilibrada.
- Ejercicio: guerra al sedentarismo.
- Tratamiento farmacológico, si es necesario, valorando cada caso.
- Tratamiento quirúrgico. Sólo en casos de obesidad mórbida que ponen en serio peligro la vida del obeso.
- Tratamiento psicológico. En muchos casos es necesaria la ayuda del psicólogo para reforzar mentalmente al obeso y evitar trastornos psicológicos, tanto para vencer el esfuerzo del tratamiento, como para afrontar los problemas que puede conllevar su enfermedad.

Alimentación

Antes de plantearse una dieta tiene que tener claras una serie de ideas fundamentales para llegar a buen puerto, quedarse en su peso ideal y después poder mantenerlo.

- La toma de alimentos debe ser repartida en 4 o 5 comidas, nunca en 1 o 2, ya que, cuando se está sin comer muchas horas, el organismo pone en marcha un mecanismo compensatorio que facilita la acumulación de grasa.
- Coma despacio, masticando bien los alimentos, ya que si se come deprisa, los mecanismos que generan la sensación de saciedad se activan más lentamente, por lo que se produce una mayor ingesta de alimentos.
- Hay que intentar no comer solo, los objetivos en compañía se consiguen mejor y podría caer en la tentación de engañarse a sí mismo.
- No coma fuera de las horas establecidas; si siente hambre lo ideal es beber agua.
- Evite la toma de alcohol y otros estimulantes.

- La pérdida de peso no puede convertirse en una obsesión que le lleve continuamente a la báscula. Compruebe su peso sólo una vez por semana, eso sí, siempre en la misma báscula y en las mismas condiciones. Es recomendable realizar la pesada por la mañana después del baño o ducha.
- Siempre debe consultar al médico la dieta idónea para que ésta sea equilibrada y así evitar la carencia de nutrientes esenciales. El médico realizará analíticas periódicas para valorar la buena realización de la dieta. **Nunca se debe iniciar un régimen de adelgazamiento sin control médico.**

!

APRENDA A COMER DE FORMA SANA Y VARIADA PARA ADELGAZAR DE FORMA EQUILIBRADA

ALIMENTOS DIARIOS

- Utilice lácteos preferentemente desnatados, 2 o 3 raciones al día, considerándose una ración:
  - 200 ml de leche
  - 125 g de leche fermentada
  - 125 g de yogur
  - 125 g de cuajada
  - 30 g de queso

- Tome 6 raciones de cereales y legumbres cocinadas:
  - Pan 35 g.
  - Arroz 125 g.
  - Legumbres 125 g.

- Pescados, huevos y carnes: tome 2 raciones.
  - Carne 100 g.
  - Pescado 150 g.
  - 1 huevo

- Tome 2 o 3 piezas de fruta de tamaño mediano, puede consumirlas en zumo o licuadas si lo prefiere.

- Para cualquier tipo de dieta es importantísima la toma de verduras y hortalizas. Tome 4 raciones al día que equivalen a 500 g (en crudo).
- Elimine los dulces y la bollería industrial y casera.
- Beba 2,5 litros de líquido al día, fundamentalmente agua y ocasionalmente bebidas *light*.
- Consuma un máximo de 2 cucharadas soperas de aceite de oliva para guisos y aliños.

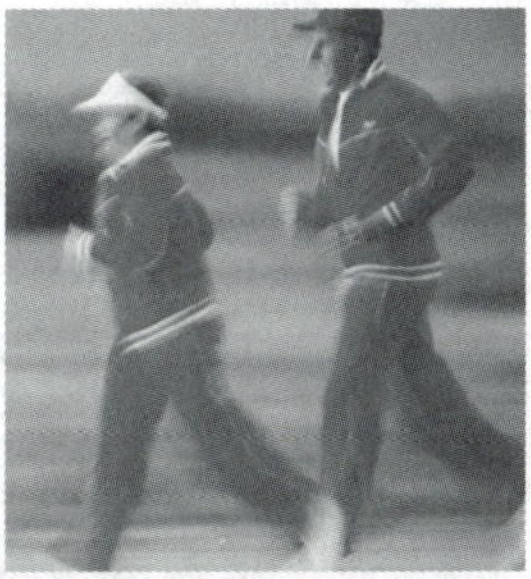

EJERCICIO

Un ejercicio suave, diario y prolongado es el que más beneficios va a reportar a la persona obesa. Caminar a paso ligero, como mínimo una hora diaria, facilita la desaparición del tejido adiposo. Una idea tiene que quedar muy clara: es preferible y mucho más beneficioso caminar todos los días una hora que en un solo día caminar 5 horas.

MEDICACIÓN

Hasta hace relativamente poco tiempo se utilizaban unos fármacos llamados anfetaminas o derivados de éstas. Tienen efecto anorexígeno, es decir, disminuyen la sensación de hambre y, por lo tanto, se hace menor la ingesta de alimentos. Actualmente estos medicamentos no se utilizan por los efectos secundarios que tienen, de los que el más importante es la adicción que crean.

Hoy día existen medicamentos de última generación que ayudan a combatir la obesidad con menos efectos secundarios. Moléculas como el orlistat y la sibutramina, controladas por un médico y dentro de un tratamiento integral de la persona obesa, son eficaces para controlar el volumen energético.

El orlistat actúa reduciendo en un 30% la absorción de grasa por el intestino, mientras que la sibutramina actúa a nivel central, aumentando la sensación de saciedad, y disminuyendo –por tanto– el apetito.

Existe la mala costumbre, por desgracia muy extendida entre las personas obesas, de ingerir diuréticos y laxantes, pensando que reducen el peso corporal. Nada más lejos de la realidad. La utilización de estos fármacos sin control médico y, sobre todo, sin ser necesarios, puede llevarle a una situación de deshidratación, de déficit de vitaminas y minerales así como a lesiones graves de hígado y riñón.

Y sobre todo, mucho cuidado con esas fórmulas «maravillosas» que se venden ofreciendo resultados increíbles de pérdidas inmediatas de peso sin esfuerzo. La mayoría de ellas se componen de anfetaminas, diuréticos, laxantes y hormonas tiroideas. Estas últimas pueden lesionar gravemente el tiroides, alterando su función, lo que puede provocar la aparición de un **hipertiroidismo secundario.**

TRATAMIENTO QUIRÚRGICO

La cirugía sólo se utiliza en casos extremos de obesidad mórbida en los que han fracasado las normas básicas de alimentación, el ejercicio y el tratamiento farmacológico. Ésta es la última alternativa terapéutica a un serio problema de salud que puede provocar, entre otras, afectación cardiovascular, renal, articular y respiratoria.

Las técnicas quirúrgicas utilizadas son muy variadas. Desde aquéllas, cuyo fin es reducir la capacidad del estómago (como la resección gástrica o la implantación de anillos o balones intragástricos), hasta la aceleración del tránsito intestinal mediante la realización de *by-pass* o incluso la fijación de la mandíbula inferior para impedir la toma de alimentos sólidos.

CELULITIS

DEFINICIÓN

La celulitis es una inflamación del tejido celular subcutáneo y se produce por una alteración de la microcirculación. Por este motivo, la piel toma un aspecto típico conocido como «piel de naranja».

CAUSAS

En la celulitis se alteran dos de los componentes fundamentales de la piel que son: el ácido condroitín sulfúrico y el ácido hialurónico, como consecuencia de una mayor retención de líquidos que, a su vez, dificulta sobremanera la circulación venosa y linfática.

La causa determinante de la celulitis, hoy por hoy, no está clara, pero sí se conocen los factores que favorecen su aparición. Éstos son:

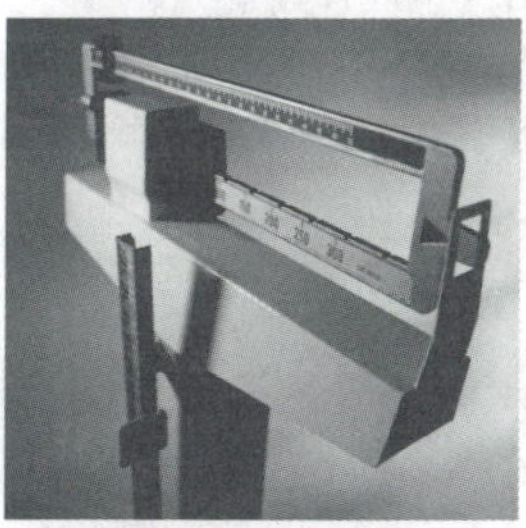

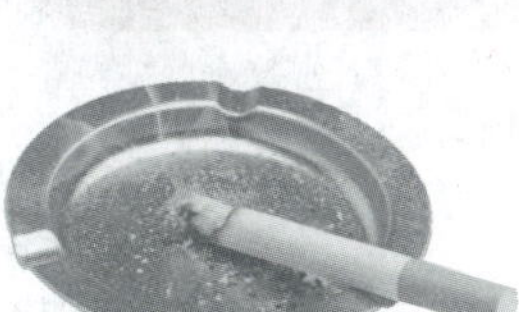

- El embarazo; por la sobrecarga circulatoria y los cambios hormonales que genera.
- Una predisposición genética.
- La toma de anticonceptivos orales.
- El estrés.
- El sobrepeso y la obesidad.
- Las varices o la mala circulación.
- La falta de ejercicio (el sedentarismo).
- El tabaco y el alcohol (que restan oxígeno).
- Enfermedades endocrinológicas como el hipotiroidismo.

Situaciones que dificultan la circulación como:

- Tener las piernas cruzadas mucho tiempo.
- Llevar ropa muy ajustada.
- Pasar mucho tiempo de pie sin moverse.

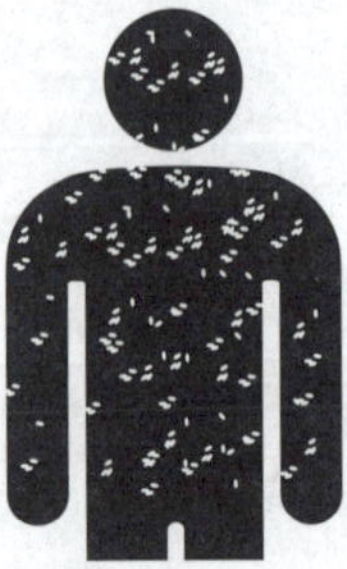

SÍNTOMAS

Son muy característicos:

- **Piel inflamada** en zonas localizadas.
- En ocasiones, **dolor** al tacto en la zona celulítica.
- **Piel rugosa**, conocida como piel de naranja.
- Distinta localización en la mujer y en el hombre.

ZONAS MÁS FRECUENTES DE LOCALIZACIÓN

Mujer:

- Muslos (cartucheras)
- Nalgas
- Abdomen
- Brazos

Hombre:

- Nuca
- Abdomen
- Brazos

- No es extraño ver **venas varicosas** en las zonas de implantación de la **celulitis.**

DIAGNÓSTICO

Se realiza mediante la visualización y la palpación de la zona afectada.

TRATAMIENTO

La prevención y el tratamiento de la celulitis se consiguen manteniendo unos hábitos de vida saludables. La utilización de sustancias naturales y químicas sobre la piel y el empleo de aparatos encaminados a favorecer la circulación venosa y linfática ayudan a mejorarla en algunos casos. Finalmente, las técnicas quirúrgicas pueden paliar el problema.

Hábitos de vida saludables

- **El ejercicio**: Caminar una hora diaria a paso ligero, o realizar una tabla de ejercicios recomendados por un monitor, acordes con la edad y situación de cada persona.
- **La dieta**, las normas dietéticas son las mismas que se aconsejan para paliar la obesidad.

- **El tabaco y el alcohol** son dos grandes enemigos de nuestra piel, ya que lesionan las arterias que la nutren, dando como resultado una mala circulación.

Medicamentos. Los fármacos utilizados son los siguientes

- Sustancias venotónicas como las que se encuentran en el *ruscus aculeatus* o el *aesculus hippocastanum*.
- Protectores capilares como los bioflavonoides.
- A veces y, siempre bajo control médico, se pueden utilizar diuréticos en dosis muy pequeñas.
- Se pueden utilizar pomadas en la piel, en cuya composición se incluyan sustancias tales como: cafeína o centella asiática.
- La mucopolisacaridasa se emplea por su efecto lipolítico en crema y supositorios.

Técnicas con aparatos que mejoran la circulación

- **Depresoterapia:** Técnica de masaje en la que se utiliza un aparato especial que genera una presión negativa sobre la piel.
- **Termorregulación:** Se utilizan una serie de sustancias y un aparato que genera frío y calor alternativamente.
- **Endermología:** Para realizar esta técnica, se utiliza un aparato que genera aire comprimido en recipientes elásticos a la presión deseada.
- **Fisiotrón:** Activa la circulación gracias a impulsos biodinámicos y flujos de corriente.
- **Mesoterapia:** Consiste en la inyección subcutánea de fármacos lipolíticos y estimulantes de la microcirculación.

Técnicas quirúrgicas

- **Dermajet:** Para esta técnica, se utiliza un aparato que realiza una extracción mínima de grasa a través de unas microcánulas.
- **Liposucción:** Consiste en la aspiración de la grasa de la zona celulítica, dando unos resultados satisfactorios en un porcentaje muy alto de los casos.

GASTRITIS

DEFINICIÓN
Es la inflamación del tejido mucoso que recubre el estómago.

CAUSAS

Muchas y variadas son las circunstancias que pueden llevar a una persona a padecer una gastritis.

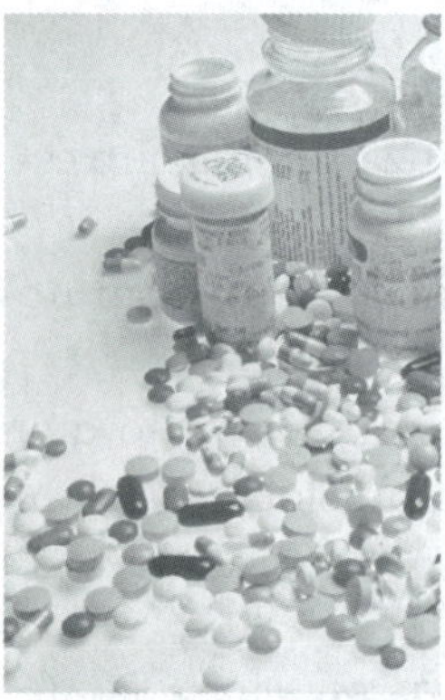

- La ingesta abusiva de alcohol.
- Ciertos fármacos como el ácido acetilsalicílico y los antiinflamatorios no esteroideos o los corticoides.
- Infecciones bacterianas y víricas, fundamentalmente por una bacteria llamada *helicobacter pylori* que crece en las células secretoras de moco del estómago y puede dar lugar a una inflamación aguda o bien cronificarse e incluso originar la aparición de una úlcera gástrica.
- Alergias secundarias a la infestación por ciertos parásitos intestinales.
- Situaciones estresantes.
- Tabaco.

SÍNTOMAS

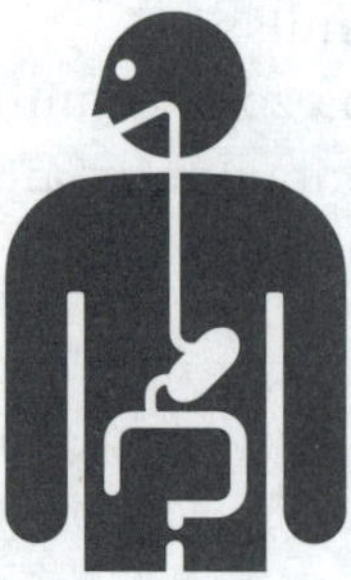

Varían si se trata de una **gastritis aguda**, es decir, de aparición súbita, o de una **gastritis crónica**, que persiste en el tiempo.

Gastritis aguda

Se caracteriza por la aparición de náuseas, vómitos frecuentes, pérdida de las ganas de comer y dolor por encima del ombligo.

Gastritis crónica

Cursa con síntomas muy inespecíficos, desde digestiones pesadas y lentas, hasta dolor epigástrico que no cede con la ingesta de alimentos, pasando por la sensación de estar saciado habiendo comido poco. Estos síntomas no son constantes, la persona que la padece alterna periodos breves sin síntomas, con otros de agudización de los mismos, generalmente coincidentes con cambios de alimentación o cambios estacionales. Para saber si una persona padece una gastritis y si ésta es aguda o crónica, es necesario realizar una prueba llamada **gastroscopia**. Ésta consiste en la introducción de un tubo flexible de fibra óptica por la boca. Este tubo está conectado a un circuito de televisión y de esta manera se visualiza el aparato digestivo desde el esófago hasta el último rincón del estómago. En la misma actuación se puede tomar una muestra de tejido, lo que se conoce como **biopsia**. Una vez analizada la muestra en el laboratorio, podremos saber si estamos ante una gastritis aguda o crónica.

TRATAMIENTO

El tratamiento es sintomático. Se usan **antieméticos** para evitar los vómitos, así como **protectores gástricos** para proteger la mucosa. Es muy importante evitar sustancias irritantes para el estómago como el alcohol, el tabaco y el café.
En lo referente a la alimentación se recomienda que :

- Haga comidas frecuentes y poco abundantes, repartiendo la ingesta de alimentos en 5 tomas diarias.
- Mastique bien los alimentos para hacer trabajar menos su estómago. El trabajo que no realice la dentadura lo hará el estómago, pasando factura a corto o a largo plazo, con los síntomas antes expuestos.
- Ingiera alimentos de fácil digestión, como hervidos de pescados, verduras y patatas con arroz o sopas desgrasadas, carnes y pescados a la plancha. De postre puede tomar yogur, cuajada o queso fresco y a media mañana o tarde una pieza de fruta o jamón serrano con pan y unas gotas de aceite de oliva.

ÚLCERA GÁSTRICA Y DUODENAL

DEFINICIÓN

Una úlcera es una erosión, una excavación anormal en la mucosa del estómago (úlcera gástrica) o de la primera porción del intestino delgado llamado duodeno (úlcera duodenal).

Las úlceras se producen cuando los mecanismos defensivos del estómago y duodeno que los protegen del jugo gástrico se ven alterados.

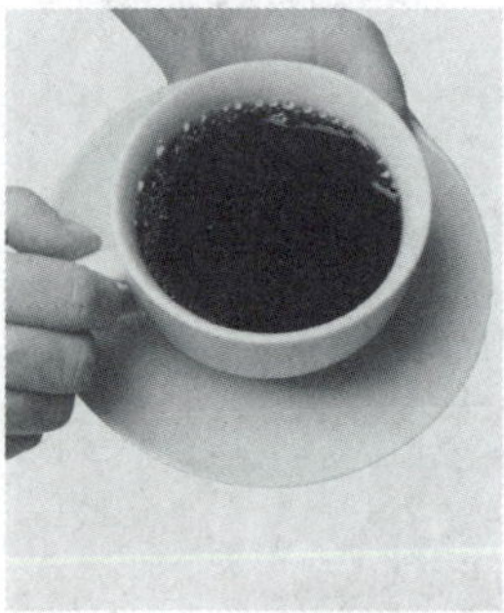

CAUSAS O FACTORES PREDISPONENTES

Úlcera gástrica

- Medicamentos: fundamentalmente el ácido acetilsalicílico y los antiinflamatorios no esteroideos denominados aines.
- Irritantes gástricos como café, tabaco y alcohol.
- Hoy día se considera la presencia de una bacteria llamada *helicobacter pylori* como la causa fundamental en el mecanismo de producción de una úlcera gástrica.
- Predisposición genética.

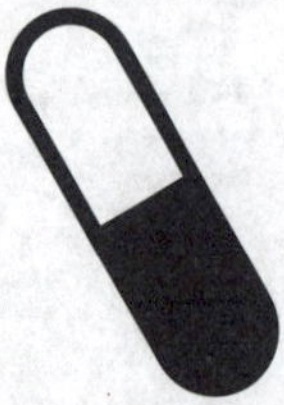

Úlcera duodenal

- Aumento de los ácidos producidos por el estómago.
- Toma de medicamentos (los mismos de la úlcera gástrica).
- Menor producción de moco o bicarbonato en la zona duodenal.
- Disminución del aporte sanguíneo.
- Presencia de la bacteria *helicobacter pylori*.
- Predisposición genética.

SÍNTOMAS

Úlcera gástrica

- Dolor en la zona epigástrica, por encima del ombligo.
- El dolor aumenta con la toma de alimentos.
- Presencia de abdomen globuloso después de comer.
- Náuseas y/o vómitos después de la ingesta de alimentos.

Úlcera duodenal

- Dolor localizado debajo del estómago.
- El dolor aumenta con el estómago vacío y se calma con la ingesta.
- El 50% de las personas que padecen úlcera duodenal no tienen síntomas.

DIAGNÓSTICO

Se usan varias pruebas diagnósticas:

- **Endoscopia:** es el método de diagnóstico más efectivo y seguro, sirviendo además para realizar una toma de muestra gástrica y/o duodenal y, de esta manera, saber con certeza si el paciente es portador de la bacteria *helicobacter pylori.*
- **Radiografía con contraste:** este método sólo se reserva para aquellas personas que no toleran la realización de la endoscopia.
- **Analítica de sangre:** una anemia puede ser motivo de sospecha de la existencia de una úlcera gástrica y/o duodenal.
- **Test del *helicobacter pylori*,** para determinar la presencia del germen en el organismo del paciente ulceroso.

! NORMAS DIETÉTICAS EN LAS ÚLCERAS

- Realice comidas poco copiosas y frecuentes (5 o 6 veces al día).
- Para evitar el mal funcionamiento gástrico y duodenal hay que evitar tomar alcohol, café y té.
- La toma de yogur es aconsejable ya que, al tener bacterias vivas, facilita la desaparición del *helicobacter pylori.*
- La toma de alimentos ricos en ácidos grasos poliinsaturados como el aceite de oliva o el pescado favorecen la destrucción del *helicobacter pylori* mediante la destrucción de la membrana de esta bacteria.

TRATAMIENTO

Es el mismo, tanto para la úlcera gástrica como para la duodenal se utilizan medicamentos como:

- Antiácidos.
- Sucralfato. medicamento que produce una capa protectora en la base de la úlcera, facilitando su curación.
- Antisecretores gástricos:
  - Antagonistas H2: (cimetidina; ranitidina; famotidina; mizatidina).
  - Inhibidores de la bomba de protones: (omeprazol; lansoprazol; pantoprazol.
  - Antibióticos, necesarios para la erradicación de la bacteria *helicobacter pylori.*
- Cirugía. Hoy día, se reserva para situaciones especiales como:
  - Hemorragia y perforación gástrica.

HERNIA DE HIATO

DEFINICIÓN

Hablamos de una **hernia de hiato** o **hernia diafragmática** –que es lo mismo– cuando una parte del estómago se sitúa de forma anormal en la cavidad torácica, escapándose por el hiato diafragmático, orificio del diafragma (músculo que separa el tórax del abdomen) por el que pasa el esófago.

CAUSAS

Varios son los motivos por los cuales una persona puede padecer una hernia de hiato.

- El sobrepeso y la obesidad.
- Los embarazos. Las mujeres que han estado embarazadas varias veces tienen mayor riesgo de padecer hernia de hiato.
- El estreñimiento, por el esfuerzo que se realiza al hacer la deposición, que da lugar a un aumento de la presión abdominal, facilitando así la salida del estómago hacia arriba (hacia el tórax) por el hiato diafragmático.
- Alteraciones congénitas, que hacen más débil el músculo diafragmático.

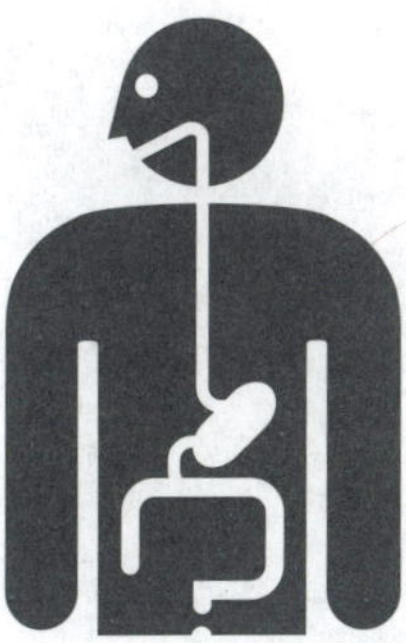

SÍNTOMAS

El 50% de las personas que padecen una hernia de hiato no tienen síntomas o, si los tienen, son en grado menor.

Cuando existen, guardan relación directa con el grado de reflujo gastroesofágico existente. Se entiende por reflujo gastroesofágico, el paso del contenido gástrico (jugos gástricos, alimentos) al esófago. En circunstancias normales no se produce, gracias a los mecanismos de anclaje existentes en el hiato diafragmático.

La mucosa gástrica está preparada para soportar la acidez de los jugos gástricos, pero la del esófago no, por lo que es fácil comprender que se produzcan lesiones ulcerosas responsables del malestar del paciente con hernia de hiato.

Los síntomas son:

- El más frecuente es la pirosis, que consiste en la sensación de ardor en la zona retroesternal –justo detrás del esternón–, fundamentalmente después de comer, al agacharse o al estar tumbado.
- Regurgitación: parte de los alimentos pasan del estómago al esófago cuando se está sentado o tumbado, mejorando al incorporarse.
- Eructos frecuentes.
- Dificultad y dolor al tragar, fundamentalmente cuando se toman alimentos sólidos: (disfagia).
- Tos por la noche, como consecuencia del paso del contenido gástrico al esófago y de éste a la faringe, laringe, tráquea y bronquios, lo que convierte las noches del paciente con hernia de hiato en interminables.
- Opresión precordial. Sensación extraña de tener un peso en el tórax. Este síntoma confunde con relativa frecuencia al paciente y puede hacer pensar que padece un problema cardíaco, como una angina de pecho o un infarto agudo de miocardio; cuando todo se debe a la hernia de hiato.

DIAGNÓSTICO

El método más utilizado actualmente es la endoscopia que permite visualizar claramente la existencia de la hernia de hiato y saber si hay lesiones inflamatorias o ulcerosas en el esófago, para su posterior tratamiento.

Existen otros métodos como:

- PH-metría de 24 horas.
- Manometría.
- Radiografía con contraste.

TRATAMIENTO

Se basa en tres aspectos:

- Cambios de forma de vida.
- Toma de medicamentos.
- Quirúrgico.

CAMBIOS DE FORMA DE VIDA

- Tratamiento postural
  - No se acueste ni se siente inmediatamente después de haber tomado alimentos. Hay que esperar como mínimo 2 horas.
  - Eleve el cabecero de la cama aproximadamente 10 cm.
  - Evite ropa que le apriete la cintura (pantalones, cinturones).
  - Pierda peso si tiene sobrepeso.
  - No levante pesos ni haga esfuerzos.

- Normas dietéticas
  - Evite las comidas copiosas.
  - La toma de alimentos a media mañana y a media tarde neutralizan el contenido ácido del estómago. Estos alimentos no pueden ser cítricos ya que aumentan la acidez. Son aconsejables el pan tostado con jamón o una pieza de fruta.
  - Hay que limitar los alimentos que producen irritación gástrica como: café, bebidas gaseosas, tomate frito, pimienta, especias.
  - Hay alimentos y bebidas que facilitan el reflujo gastroesofágico y, por lo tanto, se deben evitar: alcohol, chocolate, grasas, ajo, menta y canela.
  - Los alimentos se deben servir a una temperatura adecuada, ni muy fríos ni muy calientes.

MEDICAMENTOS

Se utilizan dos tipos de medicamentos: unos encaminados a evitar el reflujo que son los denominados procinéticos (cisaprida y domperidona) y otros para neutralizar la acidez como son los antiácidos alcalinos, el sucralfato o los inhibidores de la bomba de protones.
El paciente con hernia de hiato no debe nunca olvidarse del tratamiento, ya que, si lo hace, antes o después tendrá complicaciones más o menos graves como, por ejemplo, estrecheces del esófago (estenosis).
Actualmente, cada vez son más frecuentes los tratamientos quirúrgicos de las hernias de hiato con una técnica denominada laparoscopia, técnica poco agresiva y con resultados altamente satisfactorios.

DOLOR DE CABEZA: CEFALEA

GENERALIDADES

El dolor de cabeza es un síntoma muy común, tal es así que se calcula que el 10% de la población lo padece. Por lo general, el dolor de cabeza no suele ser el primer síntoma de una enfermedad grave. Ahora bien, siempre hay que consultar al médico cuando se hace crónico o aparece de forma brusca haciéndose insoportable, ya que puede ser el reflejo de una enfermedad importante.

TIPOS

Hay dos grandes grupos de dolores de cabeza:

- Las **cefaleas migrañosas** o **jaqueca común**.
- Las **cefaleas no migrañosas** o secundarias a otras enfermedades como:

- Trastornos psíquicos por estrés.
- Enfermedades de la garganta, nariz y oídos: otitis, sinusitis, rinitis, etc.
- Afecciones de la vista (glaucoma).
- Infecciones del sistema nervioso: meningitis, encefalitis.
- Artrosis cervicales.
- Tumores cerebrales.
- Abuso de tóxicos como alcohol y tabaco.
- Contracturas musculares en la región cervical.

Dado que la migraña es la cefalea más frecuente, a partir de aquí nos vamos a centrar fundamentalmente en ella.

MIGRAÑA, HEMICRÁNEA O JAQUECA COMÚN

El dolor de cabeza migrañoso es consecuencia de la constricción y posterior relajación de las arterias cerebrales, dando lugar a la activación de los receptores del dolor.

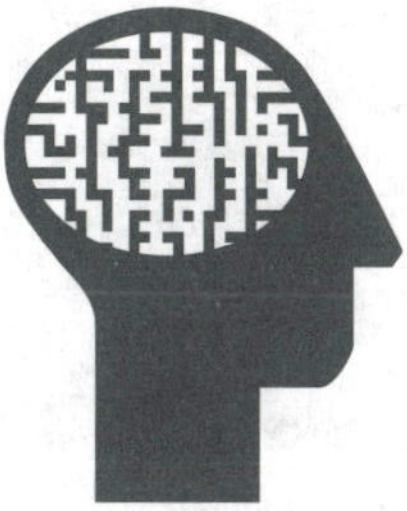

SÍNTOMAS Y CARACTERÍSTICAS DEL DOLOR

- La migraña puede comenzar a cualquier edad, pero es más frecuente entre los 10 y los 30 años.
- Es más frecuente en la mujer que en el hombre.
- Existe una predisposición genética, ya que en el 50% de los casos hay antecedentes familiares.
- Suele doler un solo lado de la cabeza, de ahí el nombre de hemicránea, pero no es infrecuente que duelan los dos.
- El dolor es pulsátil, es como si se notasen los latidos del corazón.
- Además, dicho dolor es recurrente, viene a durar entre 4 y 72 horas, aunque hay intervalos libres de dolor que pueden prolongarse días e incluso meses.
- El dolor migrañoso suele ir acompañado de otros síntomas como:
  - Náuseas.
  - Vómitos.
  - Pérdida del apetito.
  - Excesiva sensibilidad a la luz y el ruido.
- Antes de producirse el ataque agudo de dolor de cabeza, el paciente suele tener unas alteraciones visuales consistentes en destellos luminosos. Es lo que se conoce como «aura».
- El paciente describe el dolor como punzante y lacerante, centrándose en la frente y el ojo.

DIAGNÓSTICO

Es fundamental que el médico realice una cuidadosa y exhaustiva historia clínica donde el interrogatorio médico juega un papel fundamental. Así mismo, se debe realizar una exploración neurológica. Si el diagnóstico de migraña no está claro, es necesario realizar pruebas complementarias como:

- Radiografías
- Analítica
- Electroencefalograma
- Tac craneal
- Resonancia magnética

TRATAMIENTO

NORMAS GENERALES:

- Hay que proteger los ojos de la luz directa, se deben apagar las luces potentes y cerrar persianas y cortinas.
- Si tiene que salir a la calle, debe proteger sus ojos con gafas de sol.
- Cree un ambiente sin ruido y mantenga una temperatura de 24° C en su dormitorio.
- Puede aplicar frío en la zona dolorida, pero nunca hielo sobre la piel.
- Si tiene vómitos, beba líquidos en abundancia para evitar la deshidratación.
- Aprenda y practique técnicas de relajación. Le ayudarán tanto para prevenir como para amortiguar el ataque agudo de migraña.
- Evite el consumo de tabaco y alcohol.

TRATAMIENTO MÉDICO

Se han venido utilizando medicamentos tales como la ergotamina y la cafeína que alivian bien el dolor de cabeza, pero desde el descubrimiento y posterior utilización de los triptanes, el paciente migrañoso ha tenido un cambio brusco en su calidad de vida, pasando de tener que suspender cualquier actividad diaria a desarrollar una vida social y de trabajo completamente normal.

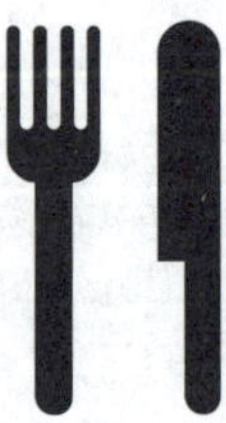

NORMAS DIETÉTICAS

La supresión de ciertos alimentos en la dieta de los pacientes migrañosos evita la aparición de los síntomas agudos de la enfermedad.

¿QUÉ ALIMENTOS SE DEBEN EVITAR?

- Los que contengan feniletilamina:
  - Bebidas alcohólicas
  - Queso
  - Chocolate
- Los que contengan tiramina:
  - Queso azul
  - Queso cheddar
  - Vinos

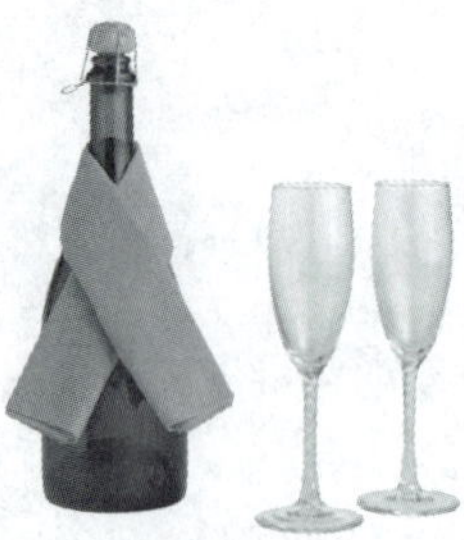

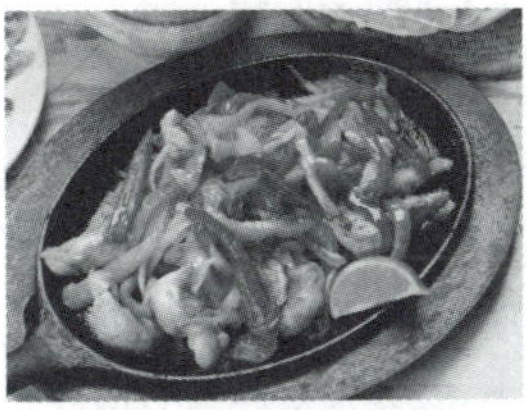

- Los que contengan determinados conservantes y colorantes como:
  - Tartrazina (es un colorante)
  - Conservantes cárnicos como el nitrito sódico, presente en carnes y embutidos
  - Glutamato sódico, presente en la comida china

RELACIÓN DE ALIMENTOS QUE DEBE SUPRIMIR UNA PERSONA CON MIGRAÑA

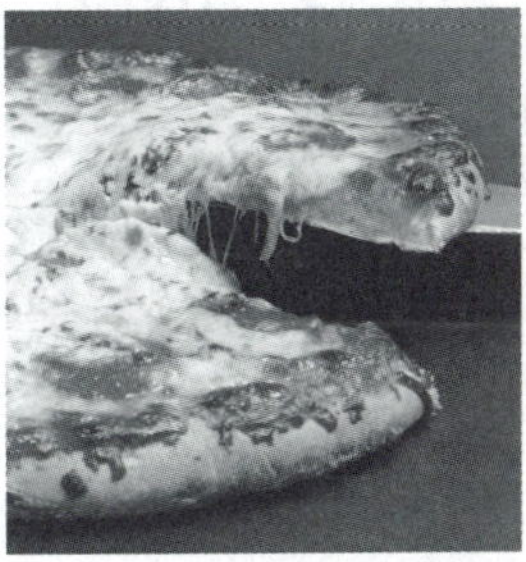

- Sopas y comidas enlatadas y en conserva
- Quesos curados
- Salchichas, jamón y embutidos
- Vino, especialmente tinto y cava
- Rosquillas, pizza, pasta y preparados con levadura
- Chocolate
- Comida china

DECÁLOGO PRIMAVERA

01

Vigile su organismo y ante una concurrencia de síntomas como tos, escozor de ojos, lagrimeo, rinorrea (expulsión de moco líquido), molestias de garganta o picores por todo el cuerpo, consulte a su médico, ya que puede ser alérgico a alguna sustancia y desconocerlo.

02

Tome alimentos ricos en vitamina B para reforzar su sistema nervioso, especialmente sensible en esta época.

03

Aprenda a relajarse y practíquelo de 10 a 15 minutos diarios, su estado de ánimo mejorará.

04

Si tiene la tensión arterial baja, debe ingerir un mínimo de tres litros de agua al día para evitar desagradables mareos, tan frecuentes con los primeros calores.

05

Las cenas copiosas, el tabaco y el alcohol son tres grandes enemigos de un sueño reparador. Evitándolos dormirá mucho mejor.

06

Recuerde que las dietas incontroladas pueden dañar seriamente su salud. Combata la obesidad de cara al verano de forma racional y siempre bajo un estricto control médico.

07

Caminar una hora al día y una alimentación rica en frutas y verduras son sus mejores aliados para prevenir la aparición de la antiestética celulitis.

08

Para proteger su aparato digestivo de todo tipo de agresiones es fundamental tomar yogur y otros productos enriquecidos con lactobacilos.

09

El dolor de cabeza no suele ser en sí mismo una enfermedad, sino una manifestación o síntoma de que algo no funciona bien. Ante una cefalea persistente, debe acudir –sin excusa– a su médico.

10

El cansancio se hace más patente en primavera, en esta estación incluso tiene nombre propio: Astenia primaveral. Combátalo con un ejercicio moderado, un descanso adecuado y una alimentación equilibrada.

VERANO

El verano es una de esas épocas que a todo el mundo le gusta, pero que nadie elige como su preferida. Tiene algo de contradicción, supongo que porque todos deseamos que llegue, ya que la idea del verano sugiere ocio, vacaciones, viajes, reencuentro; pero cuando está aquí, «le maldecimos» porque también es calor, cansancio, hastío, quemadura, siesta...

Y es que todos buscamos calor... ¡pero el justo! Que te deje vivir, disfrutar, respirar y dormir. Sin embargo, en esta España nuestra, las temperaturas alcanzan –en determinadas zonas– alturas de vértigo y así aparecen las enfermedades que son típicas de la época estival: quemaduras solares, gastroenteritis, conjuntivitis, cistitis, otitis, insomnio...

Pues bien, ya que hemos hablado de viajes, vamos a realizar uno por las patologías más veraniegas para que, conociéndolas, pueda darse un largo baño en el imaginario mar de la salud con los remedios que le propongo para prevenirlas y atajarlas.

CUIDADOS DE LA PIEL

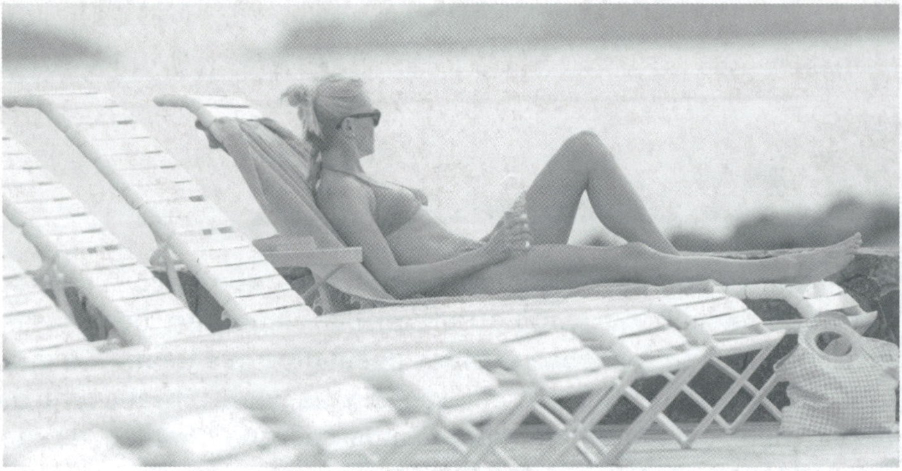

Durante el verano, la piel sufre inclemencias que pueden llegar a alterarla a corto o largo plazo. Muchas son las agresiones a que se ve sometida a lo largo del año, pero no cabe duda que, en esta época, la más dañina es la irresponsable exposición a la luz solar.

La piel, además de una función protectora, cumple otras funciones, como son: regular la temperatura corporal, percibir los estímulos dolorosos o agradables a través de las terminaciones nerviosas y evitar la agresión de determinadas sustancias.

De entrada, y para que las cosas queden claras, el bronceado –que tanto gusta– no es más que una respuesta defensiva de nuestro organismo a una excesiva exposición a los rayos solares. Esto da lugar a una mayor producción de melanina por parte de unas células llamadas melanocitos. Por lo tanto si la pregunta fuera: ¿Es saludable broncearse?, habría que decir claramente que no.

Sin embargo el sol es absolutamente necesario para la vida en este planeta llamado tierra y tiene efectos no sólo beneficiosos sino necesarios para el ser humano. Sin sus radiaciones no se podría sintetizar la vitamina D y la humanidad padecería raquitismo (no podría aprovechar el calcio sin la vitamina D que aporta el sol). Por suerte, el sol existe y lo hará mientras el mundo sea mundo.

APRENDA A TOMAR EL SOL

- Debe evitar tomar el sol entre las 11 de la mañana y las 4 de la tarde.
- Utilice siempre un filtro solar, con un factor de protección 30 o superior, que sea resistente al agua, aplicándolo cada 3 horas.
- Tenga cuidado con los días nublados, las nubes no filtran los rayos solares, por lo tanto la exposición es como si fuera la de un día soleado.
- Piense que el agua no protege del sol y, por tanto, el tiempo que se pasa en el mar o la piscina, los rayos solares están actuando sobre su piel.
- Lo idóneo sería no exponerse al sol, pero si decide seguir los dictados de la moda y hacerlo, debe comenzar por 5 minutos el primer día, para luego ir subiendo progresivamente de dos en dos minutos hasta un máximo de 30 minutos diarios. Antes de exponerse al sol, asuma que a corto y largo plazo puede darle problemas como:
  - Envejecimiento prematuro de la piel.
  - Aparición de manchas en la piel.
  - Problemas en la vista.
  - Aparición de cáncer de piel.

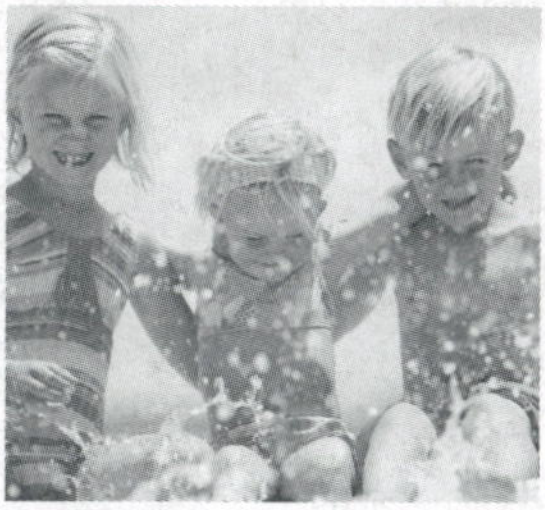

- Los niños no deben exponerse a los rayos solares, sobre todo si son menores de 2 años.
- Para estar al sol, niños y adultos, deben llevar camisetas, gorros y gafas que filtren los rayos solares.

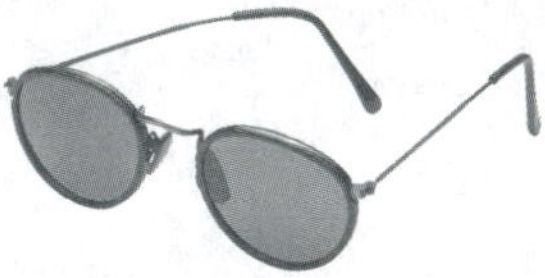

- Para evitar problemas serios en la piel de la cara –como puede ser un cáncer de piel–, se deben utilizar sombreros de ala ancha o viseras que impidan la llegada de los rayos ultravioletas.

QUEMADURAS SOLARES

DEFINICIÓN

Se producen por una excesiva exposición a la luz solar y se deben, en concreto, a los rayos ultravioleta B.

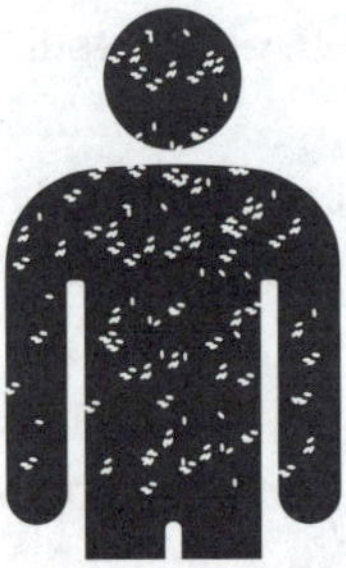

SÍNTOMAS

- Piel enrojecida.
- Piel inflamada.
- Piel dolorida, antes de las 24 horas posteriores a la exposición solar.
- Aparición de ampollas.
- Descamación de la piel.
- En algunos casos, fiebre alta y escalofríos.

TRATAMIENTO

- Aplicación de compresas mojadas con agua fría.
- Aplicación de pomadas antiinflamatorias específicas para quemaduras.
- En determinados casos el médico valorará la necesidad de utilizar antiinflamatorios potentes, como corticoides, por vía oral.
- Suspenda, sin ninguna excusa, la exposición solar si ha aparecido alguna lesión en la piel.

Toda zona que ha sufrido una quemadura, queda extremadamente sensible a los rayos solares, por lo que se debe evitar la exposición solar en estas zonas para prevenir males mayores, como puede ser un cáncer de piel.

CÁNCER DE PIEL

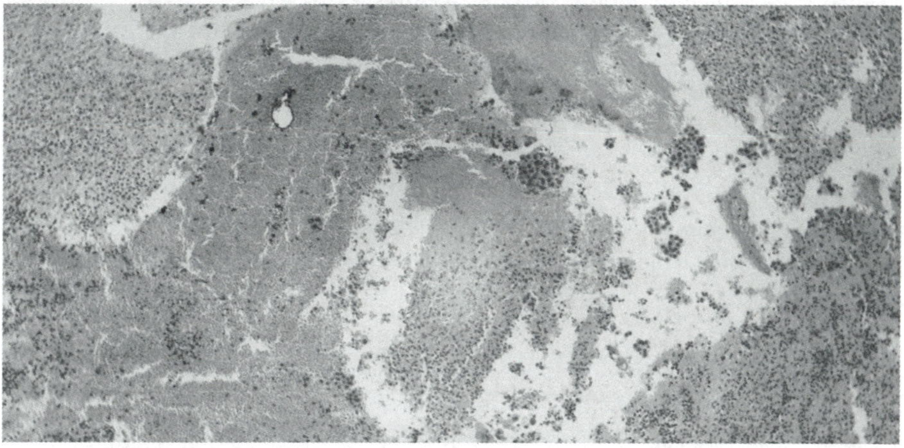

DEFINICIÓN

Es el crecimiento desordenado, anárquico y sin control de las células que forman la piel, pudiendo dar lugar a metástasis (colonización de células malignas en otros órganos).

TIPOS

- **Carcinoma basocelular**
  Se origina en la capa más profunda de la epidermis.
- **Carcinoma espinocelular**
  Se origina en la zona intermedia de la epidermis.
- **Melanoma**
  Son tumores que se originan en las células productoras de melanina: melanocitos.

DIAGNÓSTICO

Se realiza mediante una biopsia, que es la toma de una muestra de tejido para ser examinada a través de un microscopio por un servicio de anatomía patológica.

TRATAMIENTO

Consiste en la extirpación quirúrgica del tumor, mediante diversas técnicas, dependiendo del tipo de cáncer que se trate.

El sol juega un papel importantísimo en el desarrollo del cáncer de piel. Si quiere prevenirlo, evite las exposiciones prolongadas y continuas a la luz solar.

Realizar un diagnóstico precoz de este tipo de tumores asegura un porcentaje muy alto de curaciones. Debe observarse con detenimiento, ya que el cáncer –concretamente el melanoma– suele dar varios «signos de alarma» que deben hacerle consultar con un dermatólogo. Éstos son:

- Cambio de color de un lunar, que pierde su color homogéneo adquiriendo varios tonos.
- Crecimiento de un lunar de forma irregular y con bordes irregulares.
- Asimetría de forma y tamaño de lunares.
- Crecimiento rápido de un lunar o nevus que siempre ha tenido el mismo tamaño.
- Cuando un lunar maligniza, suele sangrar y doler. Molesta de forma insidiosa.

Ante cualquiera de estos supuestos, debe acudir al médico para poder instaurar rápidamente el tratamiento preciso, si se detecta un proceso dérmico maligno.

ALIMENTOS QUE PROTEGEN LA PIEL

Todos los alimentos ricos en vitaminas A, C, D, E y B y minerales como el hierro y el zinc mantienen sana la piel. Si quiere que su piel no envejezca, en la mesa no deben faltar:

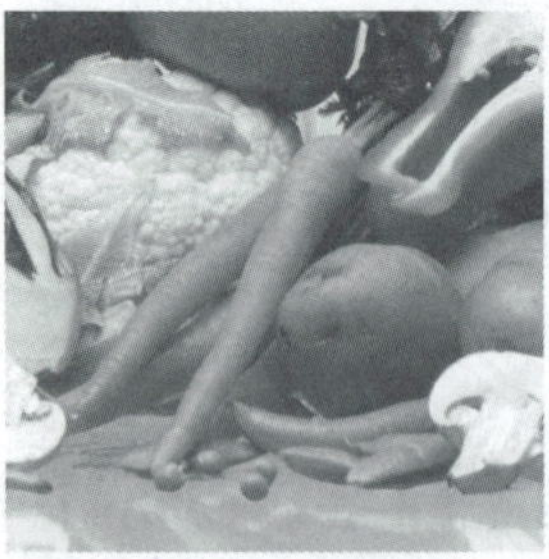

- Vegetales de hojas verdes y amarillas, ricos en carotenos, como la zanahoria
- Frutas variadas
- Aceite de oliva
- Productos lácteos
- Legumbres
- Huevos
- Pescado
- Carne
- Frutos secos
- Cereales integrales
- Mariscos, como el mejillón o el berberecho

Asimismo, es importante la hidratación, por lo tanto, no debe olvidarse de tomar al menos 2,5 litros de líquido al día.

DIARREA

DEFINICIÓN

Es el aumento del número de deposiciones diarias, siendo éstas de una consistencia que varía de pastosa a líquida.

CAUSAS

- Infecciones de todo tipo: bacterianas, víricas y por parásitos.
- Enfermedades inflamatorias intestinales: colitis ulcerosa y enfermedad de Crohn.
- Tumores intestinales.
- Trastornos de la motilidad intestinal.
- Intolerancia a determinados alimentos.
- Medicamentos y otras sustancias tóxicas.

Las diarreas que evolucionan favorablemente en menos de dos semanas se denominan **agudas**, mientras que las que se perpetúan y duran más de dos semanas se las cataloga como **crónicas**.

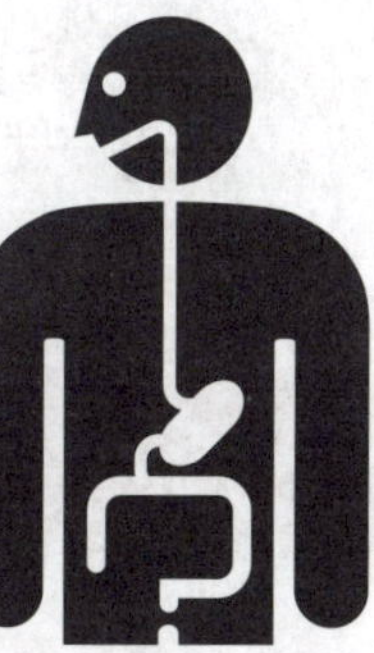

SÍNTOMAS

Aguda:

- Deposiciones líquidas muy abundantes y muy frecuentes.
- A veces, sangrado rectal o expulsión de moco.
- Dolor de tripa.
- Pérdida de las ganas de comer (anorexia).
- Fiebre.
- Frecuentemente, náuseas y vómitos.
- Deshidratación por pérdida de líquidos.

Crónica:

- Deposiciones frecuentes y medianamente formadas. Son más bien pastosas, no totalmente líquidas.
- Pérdida de peso.
- Dolor abdominal –no agudo– que suele producirse antes y después de la deposición.

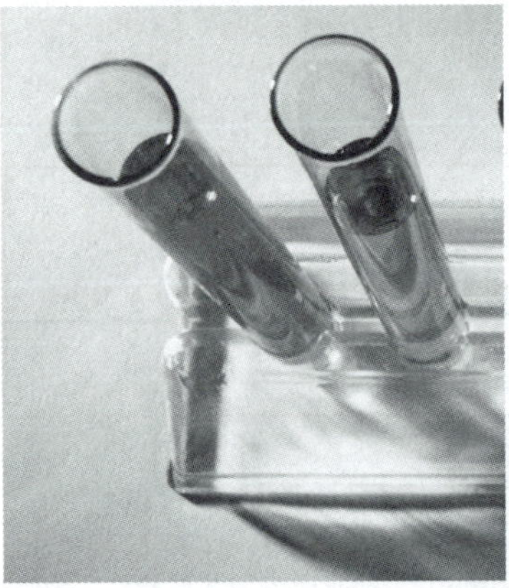

DIAGNÓSTICO

Para saber el tipo de diarrea que se padece y, sobre todo, la causa que la ha producido, es necesario realizar:

- **Análisis de sangre, orina y heces** con cultivo y estudio de parásitos y petición de sangre oculta en heces.
- Si la diarrea se cronifica y hay sangrado, es necesario realizar una **rectocolonoscopia**, que consiste en la introducción de un tubo de fibra óptica conectada con un circuito de TV por el cual se visualiza el intestino para observar si hay divertículos, pólipos, inflamación local o tumores. Al mismo tiempo se puede realizar una toma de muestra (**biopsia**) para ser analizada.
- **Radiografía con contraste**: tiene menos resolución que la colonoscopia, pero es menos cruenta que ésta.

TRATAMIENTO

CRÓNICA:

Dependerá de la causa que la produzca. Si fuera por un tumor se procedería a la extirpación del mismo, pero hay muchas otras causas (enfermedad inflamatoria intestinal, parasitosis, enteritis por radioterapia, síndrome de malaabsorción, intolerancia a la lactosa, enfermedad celiaca, etc.).

AGUDA:

Son relativamente frecuentes en el verano, siendo la causa principal las toxinfecciones alimentarias producidas por bacterias tales como:

- *Salmonella tiphy*
- *Salmonella paratiphy*
- *Stafilococo aureus*
- *Escherichia coli*

Asimismo son frecuentes las diarreas en la época estival por los cambios en los hábitos alimenticios y la toma de distintos alimentos y bebidas.

PREVENCIÓN DE LAS TOXINFECCIONES ALIMENTARIAS

- No consuma alimentos en bares, restaurantes o chiringuitos de playa que no estén cubiertos por expositores refrigerados.
- No manipule nunca alimentos tales como masas, productos de pastelería o lácteos, si tiene algún grano o forúnculo en las manos, ya que podría contaminar con estafilococos estos alimentos.
- Los alimentos deben guardarse y conservarse en frigorífico, nunca en una fresquera o a temperatura ambiental.
- Lave siempre las frutas y verduras con agua, añadiendo 2 gotas de lejía por litro de agua.
- Si no lava la fruta, pélela. Se perderá la fibra que proporciona la piel, pero evitará posibles diarreas por infecciones y productos químicos que pueden encontrarse en su superficie.
- La mayonesa que no utilice, tírela o guárdela inmediatamente en el frigorífico ya que es un medio de cultivo espléndido para bacterias, puesto que se elabora con huevo crudo.
- Cuidado con los productos de pastelería (natas y cremas). Al igual que la mayonesa, son un buen caldo de cultivo para las bacterias. Por tanto, consúmalos recién comprados o guárdelos inmediatamente en el frigorífico.
- Cuando consuma huevos frescos observe bien que no tengan ninguna fisura en su cáscara, ya que a través de ella pueden entrar gérmenes que los contaminen.
- Cuando viaje utilice siempre agua embotellada o carbonatada. Si no es posible hierva el agua para su esterilización, incluso haga esta operación con el agua utilizada para hacer cubitos de hielo o para cocinar.

- Desconfíe y no consuma los productos enlatados cuyo envase esté abombado y, mucho menos, si desprenden gas cuando se abren, ya que pueden estar contaminados por un germen llamado clostridium botulinum –agente causal del botulismo (enfermedad producida por una toxina que desprende esta bacteria y que afecta al sistema nervioso)–. No olvide este dato ya que esta toxina es potencialmente mortal.

! REHIDRATACIÓN

Es importante la reposición de los líquidos y electrolitos perdidos de forma rápida por los vómitos y la diarrea cuando se padece una gastroenteritis aguda. Las primeras 24 horas, la dieta debe ser líquida. Se deben tomar un mínimo de 3 l/día de limonada alcalina que se fabrica con la siguiente fórmula:

Limonada alcalina

- 1 litro de agua hervida o mineral (embotellada)
- zumo de 3 limones
- una pizca de sal
- una pizca de bicarbonato
- sacarina (para endulzar, al gusto)

! DIETA
Características de la dieta para una gastroenteritis

- Debe ser una dieta blanda, exenta de productos lácteos sin fermentar como la leche o el queso. Sí podrá tomar yogur natural o BIO (enriquecido con lactobacilos).

- Sin residuos de fibra, por lo tanto, exenta de frutas y verduras.

- Dieta baja en grasas.

- Sí puede consumir carnes magras y pescados hervidos así como sopas y caldos desgrasados.

- Los platos deben estar elaborados con muy poco aceite.
- No tome salsas.
- No tome helados, nata o mantequilla.
- Sí puede ingerir cereales.
- Debe hacer comidas frecuentes y poco abundantes.
- Debe ir pasando a una alimentación normal paulatinamente, según vaya remitiendo la sintomatología digestiva.

! MEDICAMENTOS

- Antibióticos. Si la diarrea es producto de una enfermedad infecciosa y siempre por prescripción médica.
- Antieméticos y antiespasmódicos. Medicamentos utilizados para cortar el vómito y los dolores abdominales.
- Antitérmicos (si se produce fiebre). Emplee aquellos que no dañen la mucosa digestiva (como el paracetamol).

- Cuidado con la utilización de antibióticos de forma indiscriminada e innecesaria, ya que pueden producir diarreas por aniquilación de las bacterias que forman la flora bacteriana intestinal saprofita. Son bacterias que cumplen misiones metabólicas tan importantes como la producción de vitamina K. Los antibióticos no distinguen entre las bacterias necesarias para el perfecto funcionamiento del intestino y las patógenas, sino que destruyen a todas por igual, y pueden ser la causa de que la diarrea se prolongue en el tiempo.

- Para solucionar esta disbacteriosis es necesario:
  - Suspender la toma del antibiótico.
  - Dieta líquida las primeras 24 horas y luego blanda hasta un buen funcionamiento intestinal.
  - Yogures BIO para repoblar el intestino de bacterias saprofitas.
  - Concentrados de bacterias (lactobacilos) que se venden en farmacias.

PICADURAS DE INSECTOS

En cualquier época del año se puede producir una picadura de insecto, pero es cierto que en la época estival son más frecuentes, tanto en las zonas del interior como en la costa.

PICADURAS POR INSECTOS TERRESTRES

ARAÑA MARRÓN, PARDA O DE LOS RINCONES

? DESCRIPCIÓN

Es de tamaño pequeño, habita en zonas rurales y se aloja en rincones oscuros.

* SÍNTOMAS

- Dolor y picor en la zona de la picadura, que dura 24 horas.
- Su picadura puede dar lugar a fiebre, dolores musculares y vómitos.

+ TRATAMIENTO

- Analgésicos y antiinflamatorios locales y por vía general.
- Vacunación antitetánica.
- Antibióticos de forma preventiva, para evitar infecciones secundarias, si lo considera necesario el médico.
- Acuda a su médico para que siga la evolución de la picadura, si se producen complicaciones.

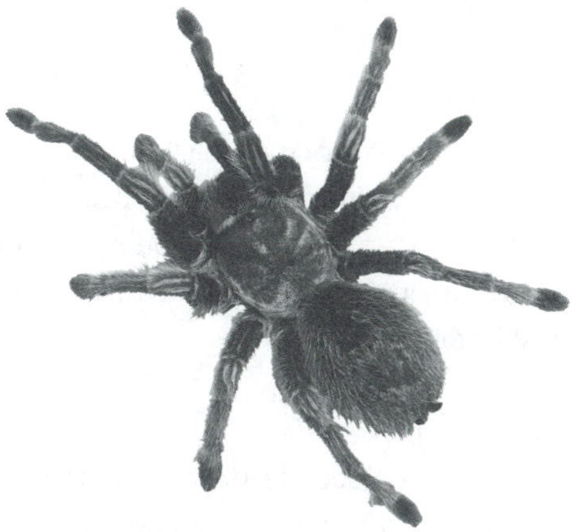

TARÁNTULA

DESCRIPCIÓN

Araña de gran tamaño. Se localiza en toda España, pero fundamentalmente en la zona mediterránea. Habita en zonas cálidas y secas, como parques y campos.

SÍNTOMAS

A pesar de su forma, es menos peligrosa que otros arácnidos. Su picadura produce:

- Enrojecimiento y picor en la zona de la mordedura, siendo ésta de doble punción.
- Reacciones alérgicas que sólo son graves excepcionalmente.

TRATAMIENTO

- Limpieza y aplicación de antisépticos en la zona de la picadura.
- Analgésicos y antihistamínicos por vía general.
- Vacuna antitetánica.
- Revisión por parte del médico.
- Antibióticos de forma preventiva, para evitar infecciones secundarias, si lo considera necesario el médico.
- Acuda a su médico para que siga la evolución de la picadura, si se producen complicaciones.

ARAÑA VIUDA NEGRA

DESCRIPCIÓN

Posee un cuerpo en forma de globo de más o menos 2 cm, teniendo frecuentemente unas manchas rojas abdominales. Se ubica en cualquier parte de España, pero es más frecuente en la zona mediterránea, en campos de cultivo y bodegas.

SÍNTOMAS

Produce un enrojecimiento en la zona de la picadura, prácticamente no hay dolor y suele pasar inadvertida.

Cuando ha transcurrido aproximadamente una hora de la picadura, aparecen síntomas de afectación general como:

- Dolores, espasmos y contracturas musculares generalizadas.
- Sudoración.
- Agitación.
- Taquicardias.
- Dificultad para respirar.
- Hipertensión.

TRATAMIENTO

Debe ser realizado por personal especializado. Por lo tanto, ante los síntomas antes descritos, se debe trasladar a la persona afectada por la picadura a un centro hospitalario.

ABEJA, AVISPA

DESCRIPCIÓN

- **Abeja:** Cuerpo alargado de color amarillo y negro. Se cría en colmenas y produce miel y cera.
- **Avispa:** Cuerpo con bandas amarillas y negras. Cuando pica deja el aguijón clavado. Vive en avisperos, que son nidos construidos anualmente por la propia avispa.

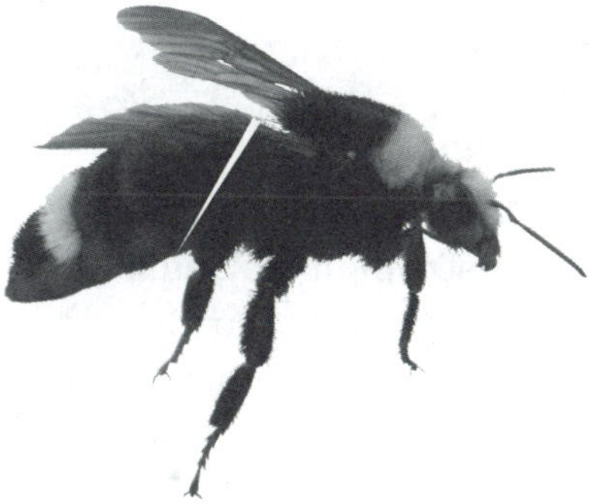

SÍNTOMAS

- Dolor, inflamación y enrojecimiento en la zona de la picadura.
- Hay personas alérgicas a las avispas y las abejas en las que su picadura puede llegar a producir un **edema de glotis**, que consiste en una inflamación a nivel de la faringe que puede originar una dificultad respiratoria grave.
- Dolor de cabeza
- Mareo.
- Estado de confusión.
- La picadura puede llegar a producir un *shock* anafiláctico, que puede llegar a ser mortal en pacientes alérgicos.

TRATAMIENTO

- En los casos **leves:**
  - Extracción del aguijón raspando suavemente, nunca tirando de él.
  - Aplicación de hielo local o amoniaco.
  - Utilización de antiinflamatorios y antisépticos locales.

- En los casos **graves:**

Traslado inmediato del paciente a un centro hospitalario. Toda persona que conozca su alergia a las picaduras de abeja o avispa debe llevar una jeringa precargada de adrenalina, para un caso de urgencia, e inyectársela si nota la más mínima dificultad respiratoria.

ESCORPIÓN

DESCRIPCIÓN

En España habitan dos especies:

- Escorpión amarillo
- Escorpión oscuro

El escorpión amarillo se sitúa debajo de las piedras y oquedades, mientras que el oscuro lo hace en zonas con vegetación.

SÍNTOMAS

Dolor intenso en la zona donde clava su aguijón.

TRATAMIENTO

- Limpieza con antisépticos de la zona lesionada.
- Analgésicos y antiinflamatorios.
- Vacunación antitetánica.
- Revisión por parte del médico, para ver la evolución de la picadura por si se infecta.

VÍBORAS Y CULEBRAS

DESCRIPCIÓN

En España hay cinco especies de serpientes venenosas, tres de la familia de las víboras y dos de las culebras.

Víboras venenosas:

- La hocicuda: Habita en toda la península, excepto en la región cantábrica
- La *vipera benus* hispánica: Habita en la zona cantábrica.
- El áspid o *vipera aspis*: Que vive en la región pirenaica.

Culebras venenosas:

- Culebra de cogulla: Habita sólo en la zona sur de España.
- La culebra bastarda o de Montpellier: Localizada en toda España.

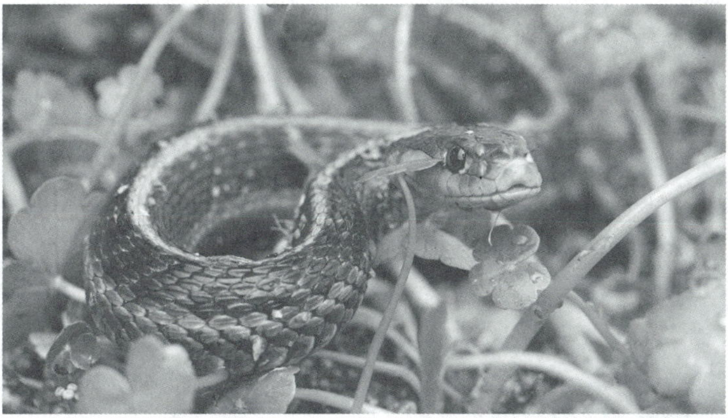

SÍNTOMAS

- Locales:
  - Dejan dos señales de inoculación separadas por unos 8 mm.
  - Edema y dolor a lo largo de todo el miembro donde se ha producido la mordedura.
- Generales:
  - Malestar general.
  - Vómitos.
  - Ansiedad.
  - *Shock* anafiláctico.
  - Excepcionalmente, cuadro de hemólisis.

TRATAMIENTO

- No realice incisiones en la zona de las mordeduras.
- No succione el veneno de la herida.
- No realice torniquetes.
- No utilice corticoides.
- Aplique hielo en la zona afectada, no más de 30 minutos.
- Traslade al enfermo a un centro hospitalario.

PICADURAS POR INSECTOS MARINOS

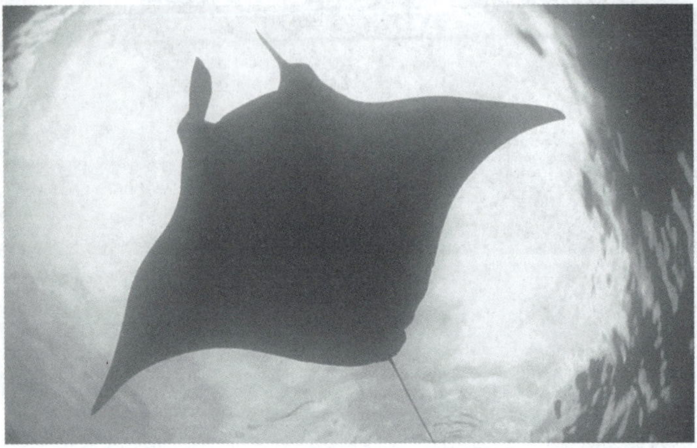

ARAÑAS, RAYAS, PASTINACAS Y ERIZOS DE MAR

DESCRIPCIÓN

Se encuentran semienterrados en fondos arenosos. Cuando se intentan coger o se pisan sin querer, puncionan e inoculan una toxina.

SÍNTOMAS

- Dolor y edema intenso localizado en la zona de la inoculación.
- Raramente producen cuadros graves de alergia.

TRATAMIENTO

- Limpieza con agua salada de la zona inoculada.
- Inmersión de la zona dolorosa en agua a 50º C, media hora como mínimo. Esta operación se hace para destruir la toxina inoculada, ya que es **termolábil**.
- Analgésicos y antiinflamatorios.
- Traslado a un centro hospitalario para realizar una exploración radiológica y extraer posibles fragmentos clavados en la zona de inoculación.

MEDUSAS

DESCRIPCIÓN

Poseen unos tentáculos con un arpón enrollado que, ante cualquier presión, cambio de osmolaridad o contacto, se desenrollan inoculando su tóxico.

SÍNTOMAS

- Dolor y edema intenso localizado en la zona de la inoculación.
- Produce una lesión muy dolorosa, pruriginosa y edematosa.
- Raramente produce calambres, vómitos o mareos.
- Puede llegar a producir un cuadro de hipotensión.
- Deja una marca en forma de línea que puede durar meses.
- No puede descartarse una reacción alérgica grave, tras repetidos contactos.

TRATAMIENTO

- Lavado de la zona afectada con agua salada.
- Aplicar vinagre o alcohol para quitar los arpones.
- Si el punto anterior no ha sido efectivo, hay que realizar un raspado de la piel.
- Aplicación de hielo durante 15 minutos.
- Vacunación antitetánica.
- Traslado a centro hospitalario, exploración radiológica y extracción de posibles fragmentos clavados en la zona de inoculación.

AFECCIONES DE LA VISTA

Durante la época estival, los ojos sufren afecciones de distinta índole, producidas por sustancias irritantes contenidas en el agua del mar o la piscina, así como infecciones de naturaleza vírica o bacteriana. Incluso las radiaciones solares en exceso pueden llegar a precipitar la aparición de cataratas. Por todo esto, nuestra vista debe mimarse al máximo en la época veraniega.

CONJUNTIVITIS

DEFINICIÓN

Es la inflamación del tejido mucoso transparente que recubre la parte interna de los párpados y la zona anterior del ojo, denominado conjuntiva.

CAUSAS

Existen tres grandes grupos de agentes causales de conjuntivitis.

- Cualquier tipo de agente capaz de producir una reacción alérgica puede producir una conjuntivitis alérgica. El más común de todos es el polen.
- Infecciosas, producidas por agentes infecciosos, como son las bacterias y los virus.
- Agentes químicos o irritantes como: alcohol, gasolina, humos, contaminación, etc.

SÍNTOMAS

Todas las conjuntivitis, independientemente de su agente causal, tienen una sintomatología común:

- Lagrimeo.
- Picor.
- Sensación extraña, como de tener tierra en el ojo.
- La luz molesta sobremanera. A este síntoma se le conoce con el nombre de fotosensibilidad.
- Aparición de ganglios dolorosos por delante del pabellón auricular.
- Es relativamente frecuente la aparición de una especie de membrana delante de la conjuntiva.
- Suele existir secreción mucosa o serosa en las conjuntivitis.

CÓMO DISTINGUIR LAS CONJUNTIVITIS POR SUS SÍNTOMAS

	GANGLIO PREAURICULAR	PICOR	LAGRIMEO	OJOS AFECTADOS	SECRECIÓN
VÍRICA	sí, muy frecuente	mínimo	bastante	bilateral	muy poca
BACTERIANA	sí, frecuente	mínimo	poco	unilateral al principio	muy poca
ALÉRGICA	no	máximo	escaso	bilateral	no, pero sí suele ir asociada a una rinitis

DIAGNÓSTICO

El diagnóstico se orienta por los síntomas relatados por el paciente, para confirmarlo se precisa la realización de un cultivo y posterior antibiograma, si se sospecha que la conjuntivitis es bacteriana. El cultivo consiste en tomar material de la conjuntiva mediante una torunda, para posteriormente, en el laboratorio, pasarlo a unas placas enriquecidas con agar y sangre para que se produzca el crecimiento de la bacteria. Si se trata de un virus, no se producirá crecimiento. Una vez aislada la bacteria se pasa a otro recipiente para que vuelva a crecer. Al mismo tiempo, se han puesto unas plaquitas muy pequeñas con antibióticos diferentes en el mismo recipiente. El antibiótico que debemos utilizar para curar la infección será aquél a cuyo alrededor no ha crecido la bacteria. A esta técnica se la conoce con el nombre de cultivo y antibiograma.

TRATAMIENTO

Dependerá de la causa que ha producido la conjuntivitis:

MEDIDAS GENERALES

- Los párpados deben lavarse con agua destilada para retirar las secreciones y mantenerlos limpios. No deben utilizarse infusiones de manzanilla ya que hay personas alérgicas a dicha planta y, por tanto, se puede producir un agravamiento de la sintomatología.
- Toda persona con conjuntivitis debe lavarse las manos antes y después de la aplicación de las cremas y colirios.
- Debe evitar tocar el ojo sano después de manipular el ojo enfermo para evitar el contagio de uno a otro.
- No se pueden compartir toallas, gafas ni nada que esté próximo a los ojos o se use para su limpieza con las personas afectadas de conjuntivitis. De esta manera evitará infectarse por contagio.

MEDIDAS ESPECÍFICAS

- Consultar siempre al médico para que haga el diagnóstico, ya que cada tipo de conjuntivitis tiene su tratamiento específico.
- No utilice nunca colirios por su cuenta ya que pueden agravar los síntomas y llegar a producir daños irreparables en sus ojos. Un ejemplo: si usted tiene conjuntivitis producida por un herpes y utiliza unas gotas que contengan corticoides, la infección vírica se propagaría muy fácilmente y las lesiones en la conjuntiva y córnea podrían llegar a ser muy serias.

CATARATAS

DEFINICIÓN

El cristalino es una estructura esencial del ojo, situada en su cara posterior. Es transparente y tiene forma de lente biconvexa. Cuando pierde su transparencia se hace opaco y origina una visión deficiente. Esto es lo que se conoce como catarata.

TIPOS

- **Catarata senil:** Aparece después de los 60 años y es la más frecuente.
- **Catarata congénita:** Se produce durante la gestación, en el interior del seno materno. Suele ir acompañada de otras malformaciones.
- **Catarata traumática:** Se origina por un traumatismo del ojo, que lesiona el cristalino.
- **Catarata del diabético:** Se da en el diabético joven, jugando un papel muy importante en su génesis el mal control de la glucosa durante años.

CAUSAS

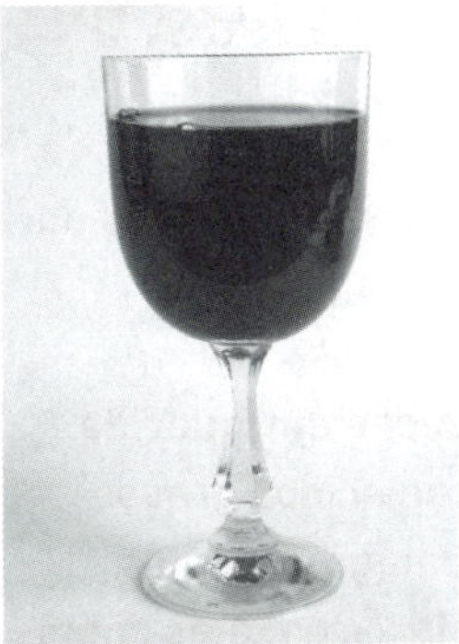

- Diversos estudios demuestran que aquellas personas que están expuestas de forma continua a la luz ultravioleta, bien por su trabajo o bien porque viven en grandes altitudes, tienen mayor riesgo de padecer cataratas.
- Determinadas enfermedades como la diabetes, la hiperuricemia (tener el ácido úrico elevado), el glaucoma (aumento de la tensión intraocular), la hipertensión arterial, o la miopía (pérdida de visión lejana) predisponen a la aparición de cataratas.
- La catarata es mucho más frecuente entre las personas que consumen habitualmente alcohol y tabaco.
- El obeso también tiene más riesgo de padecer cataratas que una persona que mantenga su peso ideal.
- Los niveles altos de colesterol y triglicéridos en sangre durante años predisponen a la aparición de cataratas.
- El déficit a lo largo de la vida de las «vitaminas antioxidantes», A, C, E y de minerales como zinc, selenio y hierro facilitan también su aparición.

SÍNTOMAS

- Malestar importante en los ojos ante exposiciones a la luz solar.
- Pérdida de la visión progresiva, llegando incluso a la ceguera.

DIAGNÓSTICO

Se realiza gracias a instrumentos como el oftalmoscopio, aparato médico que sirve para observar el interior del ojo, y la denominada lámpara de hendidura, instrumento más sofisticado que el oftalmoscopio.

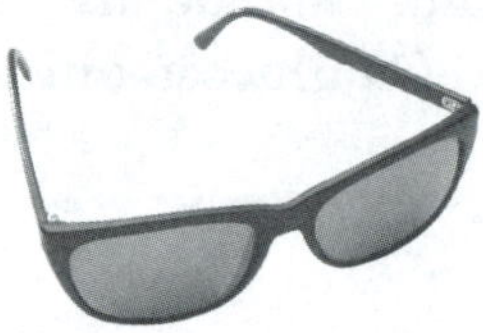

PREVENCIÓN DE LAS CATARATAS

- Se deben utilizar gafas de sol durante la exposición a una luz intensa.
- Su vista le agradecerá que utilice lámparas de luz refleja en lugar de luz directa.
- Una dieta equilibrada y rica en vitaminas A, C, E, B_1, B_2, ácido fólico y minerales como zinc, selenio y hierro es la mejor manera de prevenir las cataratas.

¿QUÉ ALIMENTOS NO DEBEN FALTAR EN SU DIETA PARA UNA BUENA VISIÓN?

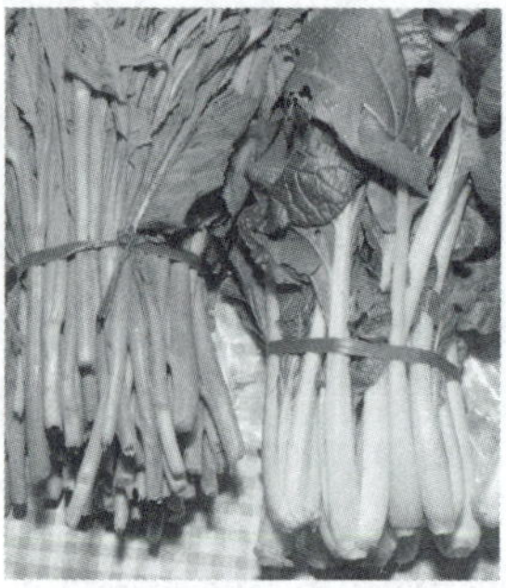

- Vegetales de hoja verde
- Fruta
- Verdura
- Pescado (prácticamente a diario)
- Yema de huevo
- Legumbres
- Cereales integrales
- Frutos secos
- Carne 2 o 3 veces por semana
- Cítricos
- Leche enriquecida con ácidos grasos Omega-3
- Mariscos tales como: mejillones, berberechos, almejas

TRATAMIENTO

El tratamiento de las cataratas consiste en la extracción del cristalino y la implantación de una lente intraocular.

No hay que esperar a perder la visión por completo para operarse.

Si la calidad de vida se ve mermada por culpa de una catarata, no dude en acudir a su oftalmólogo para que éste valore la posibilidad de la intervención quirúrgica.

GLAUCOMA

DEFINICIÓN

Es una enfermedad que se caracteriza por un aumento anormal de la presión dentro del ojo, capaz de dañar el nervio óptico, con la consiguiente pérdida de visión.

TIPOS

- **Glaucoma crónico o de ángulo abierto**: El aumento de la presión intraocular se va produciendo paulatinamente, a lo largo del tiempo.
- **Glaucoma agudo o de ángulo cerrado**: Se produce cuando el aumento de la tensión ocular aparece de forma súbita.

CAUSAS

- **Congénitas:** Debido a un desarrollo deficitario del globo ocular durante el embarazo.
- **Adquiridas** como consecuencia de:
  - Traumatismos
  - Tumores
  - Problemas venosos o arteriales de la retina
  - Cataratas

SÍNTOMAS

- **Glaucoma agudo**
  - Dolor muy intenso en la zona del ojo afectada. Es lo que los médicos llamamos «dolor en clavo».
  - Sensación de visión borrosa.
  - Dolor de cabeza.
  - La pupila del ojo afectado está muy dilatada.

- **El glaucoma crónico** no produce prácticamente sintomatología.

Veamos en un cuadro comparativo las características de ambos tipos de glaucoma:

	COMIENZO	DOLOR	PÉRDIDA DE VISIÓN
AGUDO	repentino, súbito	muy intenso de comienzo brusco	muy rápida
CRÓNICO	evolución paulatina	inexistente, leve o de mediana intensidad	lentamente

DIAGNÓSTICO

El diagnóstico del glaucoma se realiza mediante la toma de tensión ocular que, dicho sea de paso, no guarda relación alguna con la tensión arterial.

El aparato utilizado se denomina tonómetro.

La tensión ocular se considera normal hasta los 20 mm/Hg (milímetros de mercurio).

Toda persona con antecedentes familiares de diabetes o que padezca dicha enfermedad debe hacerse una revisión oftalmológica anual que incluya la toma de tensión ocular.

Ésta es la forma más segura de prevenir las complicaciones del glaucoma crónico, enemigo que puede pasar desapercibido por los pocos síntomas que produce. No es éste el caso del glaucoma agudo, cuyo dolor encaminará rápidamente a quien lo padezca a un servicio de urgencias.

TRATAMIENTO

GLAUCOMA AGUDO

El tratamiento del glaucoma agudo es una técnica de urgencia que va encaminada a disminuir la presión intraocular y a evitar el dolor que ésta produce.

Consiste en una técnica quirúrgica por la que se realiza un orificio en el iris, por el que puede drenarse el líquido productor del aumento de presión (humor acuoso). La técnica quirúrgica utilizada puede ser láser o bien cirugía convencional.

GLAUCOMA CRÓNICO

En el glaucoma crónico puede decirse que la cirugía es el último escalón y puede esperar mientras se intenta reducir la presión con medicamentos –en forma de colirios– que tienen nombres tan complicados como pilocarpina, acetazolamida, timolol, betaxolol, etc. También pueden utilizarse diuréticos por vía oral.

VARICES

DEFINICIÓN

Las varices son dilataciones de las venas superficiales y/o profundas. Las venas más frecuentemente afectadas son las de las piernas.

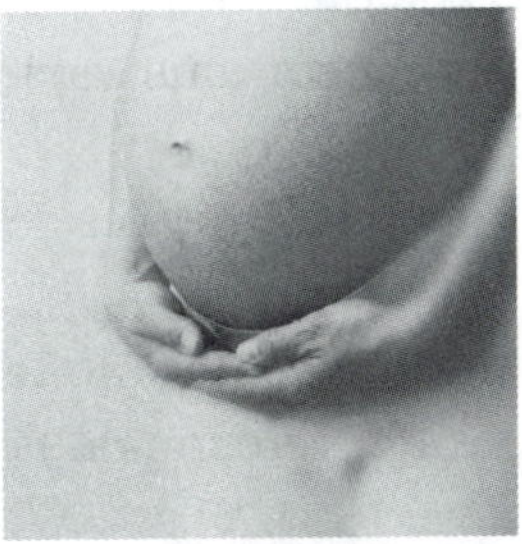

CAUSAS

Las varices se forman porque se produce un debilitamiento y posterior dilatación de las paredes de las venas y sus válvulas reguladoras se vuelven insuficientes para llevar la sangre de retorno al corazón. No se conoce la causa definitiva, pero sí es cierto que hay circunstancias que favorecen su aparición, como son:

- La predisposición genética.
- Permanecer mucho tiempo de pie sin caminar.
- Utilizar ropa y prendas que comprimen los miembros inferiores (cinturones, pantalones estrechos, calcetines, etc.).
- El embarazo.

SÍNTOMAS

Suelen ser locales:

- Dolor y sensación de cansancio y pesadez en las piernas.
- Picores en piernas y tobillos.
- Lesiones por rascado como rasguños y erosiones.
- Venas tortuosas muy azuladas, visibles a través de la piel.
- Hinchazón (edema) de tobillos.

Estos síntomas se agravan en las épocas calurosas y durante la menstruación y el embarazo.

DIAGNÓSTICO

Muchas veces, simplemente por la inspección de las piernas se puede decir que una persona padece varices, pero, en otras ocasiones, es necesario realizar una prueba llamada eco-doppler, que nos aclara el grado de dilatación de las venas, así como el compromiso circulatorio que presentan.

TRATAMIENTO. MEDIDAS GENERALES

- No debe permanecer en ambientes en los que haga mucho calor.
- Estar mucho tiempo al sol facilita la aparición o empeoramiento de las varices.
- Evite estar mucho tiempo de pie sin caminar y estar sentado con las piernas cruzadas.
- No utilice vestidos, cinturones, medias o calcetines que opriman demasiado.
- No use zapatos estrechos, puntiagudos y con tacón alto, son los ideales para la aparición de varices.
- Hacer deporte o pasear con frecuencia evita su aparición.
- Suba las escaleras de su casa a pie, sin tomar el ascensor, sus varices se lo agradecerán.
- Camine descalzo en la playa a la orilla del mar, hace la función de un masaje relajante.
- Cuando esté sentado utilice un taburete o cualquier elemento que le permita mantener las piernas elevadas, así facilitará el retorno de la sangre al corazón.

! NORMAS DE ALIMENTACIÓN PARA PREVENIR LAS VARICES

- No coma en exceso, evite el sobrepeso y la obesidad.
- No abuse de alimentos ricos en grasa animal y dulces.
- Tome alimentos ricos en fibra como legumbres frescas, frutas y verduras.
- La sal es un enemigo del aparato circulatorio, evítela.
- Evite tomar alcohol, así como abusar del café y el té.
- La grasa del pescado es un aliado de las arterias y las venas, consúmalo casi a diario.
- Utilice productos lácteos como la leche, yogur o queso descremados.
- Use medias elásticas de compresión moderada o fuerte para facilitar el retorno venoso.

TRATAMIENTO

TRATAMIENTO MÉDICO

- Hay plantas medicinales que mejoran la función de la pared venosa y facilitan la circulación como el castaño de indias y el hamamelis.
- Los compuestos a base de glicósidos triterpénicos han demostrado ser eficaces en el alivio de la sintomatología.
- A veces es necesaria la utilización de diuréticos para evitar la aparición de edemas maleolares.

TRATAMIENTO QUIRÚRGICO

- Se utiliza una técnica denominada escisión venosa o fleboestración de la vena safena interna.
- Tiene que quedar claro que con la técnica quirúrgica no se elimina el riesgo de la aparición de nuevas varices.

ESCLEROTERAPIA

- Es una técnica que consiste en la inyección de una sustancia que esclerosa la variz impidiendo el paso de sangre. Esta técnica se utiliza en venas pequeñas y superficiales.

MICOSIS

DEFINICIÓN

Se denominan micosis a las infecciones causadas por hongos. Suelen ser leves pero en ocasiones afectan a pacientes que tienen sus defensas alteradas (inmunodeprimidos), adquiriendo especial gravedad.
Las infecciones por hongos que afectan a la piel, se sitúan en zonas húmedas como axilas, pliegues interdigitales, ingles o pliegues submamarios.

SÍNTOMAS

Dependen del lugar donde se asienta la infección:

	ZONA	SÍNTOMAS	TIPO DE HONGO O LEVADURA
PIE DE ATLETA	Espacios interdigitales de los dedos de los pies (muy frecuente en la época veraniega)	Picor, dolor y descamación que puede dejar la piel en carne viva	Trichophyton y epidermophyton
TIÑA DE LAS UÑAS	Uñas (fundamentalmente de los pies)	Engrosamiento, deformación, pérdida de brillo y desprendimiento de las uñas	Trichophyton
CANDIDIASIS VAGINAL Y DEL PENE	Vagina y pene	Vagina: exudado vaginal blanco o amarillento. Pene: enrojecimiento y descamación	Candida albicans
INTÉRTRIGO	Pliegues cutáneos	Zona rojiza, exudativa, picor y dolor local	Candida albicans
MUGUET	Interior de la boca: cara interna de ambas mejillas y lengua	Placas blancas, a veces dolorosas que se desprenden fácilmente	Candida albicans
BOQUERA	Comisura labial	Fisuras y pequeños pliegues en comisuras labiales.	Candida albicans
PITIRIASIS VERSICOLOR	Cualquier parte de la piel (especialmente tronco y extremidades)	Placas de color variado que van de blanco a parduzco.	Malassezia furfur

DIAGNÓSTICO

Se realiza mediante la toma de una muestra del material exudativo de la zona afectada, para un estudio posterior en el laboratorio, mediante el cual se conocerá de qué tipo de hongo se trata y cuál es el antifúngico más adecuado para tratarlo.

TRATAMIENTO

- Se utilizan tanto tratamientos tópicos en forma de pomadas, lociones o *sprays*, como medicamentos por vía oral.
- Son tratamientos prolongados, con los que se obtiene una mejoría muy lenta.
- Cada persona infectada requiere un tratamiento individualizado.
- En la época veraniega es muy frecuente el pie de atleta o tiña de los pies, debido a que el hongo crece en las zonas húmedas como:
  - Alrededor de la piscina.
  - Vestuarios.
  - Duchas.
  - Calzado de goma veraniego (chanclas).

CONSEJOS PARA PREVENIR LAS MICOSIS MÁS FRECUENTES EN VERANO

- Camine siempre calzado una vez que haya salido del agua.
- No comparta bañadores, toallas o cualquier tipo de calzado.
- Lave las toallas y bañadores con agua caliente y déjelos secar bien. Lávelos con frecuencia tras su uso.

ANOREXIA Y BULIMIA

DEFINICIÓN

Anorexia:

las personas que padecen anorexia tienen un miedo exagerado a engordar, por una distorsión de su imagen corporal. Son pacientes que se ven muy gordos, cuando en realidad no lo están. Esta situación les lleva a comer menos cada día.

Bulimia:

Las personas bulímicas comen de forma compulsiva, dándose verdaderos atracones. Esta primera satisfacción les produce después un gran sentimiento de culpabilidad y enorme temor a engordar, por lo que habitualmente se provocan el vómito después del «atracón» o toman laxantes y diuréticos de forma incontrolada.

PERFIL DE LA PERSONA ANORÉXICA O BULÍMICA

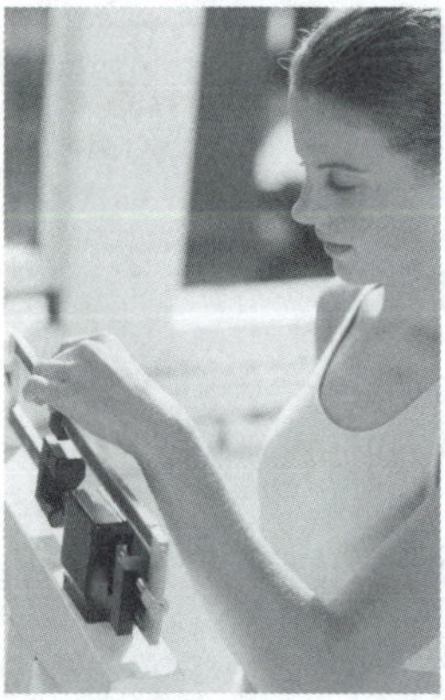

- En el 90% de los casos se trata de mujeres, aunque afecta cada vez más a varones jóvenes.
- La edad de comienzo suele ser la adolescencia, pero cada vez se ven más casos en la niñez, siendo muy infrecuente –aunque no imposible– el comienzo en la edad adulta.
- Son de nivel sociocultural alto.
- Son personas muy exigentes consigo mismas y con gran sentido de la responsabilidad en el trabajo o el estudio.
- Están excesivamente preocupados por su imagen corporal.

Hoy en día se considera que estos trastornos del comportamiento de la alimentación, son una auténtica epidemia, que puede llevar a las personas que lo padecen a tal grado de desnutrición, que pueden acabar con su vida.

SÍNTOMAS

Debemos estar atentos, y recordar el siguiente cuadro si queremos saber si una persona padece anorexia o bulimia.

Anorexia	Bulimia
• Comen de forma muy escasa.	• Se dan atracones.
• Llegan a esconder la comida diaria o incluso a tirarla por el servicio.	• Suelen comer alimentos con muchas calorías.
• Importante y progresiva pérdida de peso.	• Pueden llegar a tener importantes fluctuaciones de peso, pasando de obesos a extremadamente delgados.
• Excesiva preocupación por la estética y el peso corporal.	• Excesiva preocupación por la estética y el peso corporal.
• Realizan ejercicio físico de forma exagerada e intensa.	• Realizan ejercicio físico de forma descontrolada.
• Pérdida de la regla: amenorrea.	• Pérdida de la regla: amenorrea.
• La tensión arterial suele estar baja: hipotensión.	• Aparición de caries dentales.
• Terminan siendo auténticos expertos en alimentación, estudian regímenes, calculan calorías, coleccionan recetas y cocinan platos para otras personas.	• Suelen esconderse después de comer para vomitar.
• Inapetencia sexual.	• Inapetencia sexual.
• Suelen tomar laxantes y diuréticos sin control médico. • No quieren acudir a la consulta del médico.	• Ante la insinuación de un familiar o amigo buscan la ayuda médica (lo difícil es llegar a saber que algo les ocurre, puesto que simulan normalidad).

CAUSAS

En la actualidad no se conoce la causa de estos trastornos, pero sí es cierto que los factores sociales, familiares y económicos influyen en la aparición de la anorexia o la bulimia. El continuo bombardeo publicitario por el culto a la belleza, representado por modelos excesivamente delgadas, hace que la juventud tienda a imitarlas a cualquier precio, sin pensar en el riesgo que para su salud pueden llegar a significar esas dietas salvajes e incontroladas, tan poco saludables.

La mejor manera de prevenir la anorexia y la bulimia sería enseñando desde la infancia, en el colegio y en casa, unos hábitos saludables de alimentación, tanto en lo relativo a los nutrientes básicos, como a la regularidad y sistematización en la toma de alimentos.

DIAGNÓSTICO

A veces no es fácil llegar a un diagnóstico, ya que estas personas niegan por sistema necesitar ayuda médica. El médico confirmará estos trastornos de alimentación (anorexia y bulimia) mediante una exhaustiva historia clínica, fundamentada en un completo interrogatorio capaz de aclarar los síntomas antes expuestos.

Siempre es necesaria y obligatoria la realización de unos análisis de sangre y orina completos.

TRATAMIENTO

Para ayudar a superar la anorexia o la bulimia a una persona afectada, es necesario un equipo multidisciplinar formado por profesionales de distintas materias: (médico de familia, médico psiquiatra, psicólogo, nutricionista.

No debemos olvidar el papel fundamental que juega el ámbito familiar. En muchas ocasiones el tratamiento requiere un prolongado ingreso hospitalario y con frecuencia es preciso utilizar fármacos, ansiolíticos y antidepresivos para conseguir alguna mejoría. Sería un gran avance asistencial la creación de unidades específicas para el tratamiento de los trastornos de la conducta alimentaria por parte de las distintas administraciones ya que estos pacientes no deben ser tratados en los servicios de psiquiatría como ocurre actualmente en un alto porcentaje de los casos.

NORMAS DIETÉTICAS BÁSICAS PARA UNA PERSONA CON ANOREXIA

- El mejor medicamento para la persona anoréxica es el alimento.
- Hay que animar y ayudar a la persona para que coma, introduciendo primero los alimentos que más le gustan y, más adelante y de forma progresiva, los que rechazaba sistemáticamente.
- Los alimentos deben ser cocinados, preferentemente hervidos, cocidos o a la plancha.
- La dieta del anoréxico debe ser variada, incluyendo fruta, verdura, legumbres y cereales integrales, pero el consumo de estos alimentos debe ser bajo, ya que por su contenido en fibra producen sensación de saciedad, situación que se debe evitar.
- Es necesario administrar suplementos vitamínicos y de minerales, hasta que el anoréxico llegue a niveles fisiológicos y recupere el hábito alimenticio.
- Dado que el anoréxico es una persona inteligente, conviene negociar con él el tipo de alimentación y explicarle claramente el problema de desnutrición al que puede llegar.
- Debe hacer cuatro tomas de alimentos a lo largo del día, intentando que sean siempre a la misma hora.

NORMAS DIETÉTICAS BÁSICAS PARA UNA PERSONA CON BULIMIA

- Es fundamental enseñar al paciente bulímico a comer, a cambiar su conducta respecto a la alimentación.
- Es conveniente una dieta rica en fibra como fruta, verdura, legumbres y cereales integrales, para producir una sensación de plenitud o saciedad rápida.
- Deben realizar 5 comidas diarias, siguiendo un horario estricto.
- El paciente bulímico debe confeccionar una lista de los alimentos que toma compulsivamente para eliminarlos de su dieta y no tenerlos en casa. Así evitará tentaciones innecesarias.

HIPERHIDROSIS O SUDORACIÓN EXCESIVA

DEFINICIÓN

La hiperhidrosis es la excesiva producción de sudor por nuestras glándulas sudoríparas.

CAUSAS

Aunque existe una predisposición genética, puede darse como respuesta a situaciones de ansiedad, como una entrevista de trabajo, un examen o una película de miedo. Aparece también en alteraciones tan variadas como las enfermedades que causen fiebre, situaciones de hiperactividad del tiroides (hipertiroidismo), una bajada de glucosa (hipoglucemia) o una alteración del sistema nervioso que controla el centro regulador de la sudoración.

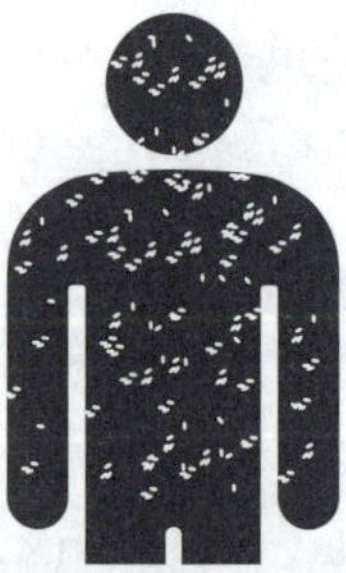

SÍNTOMAS

Puede verse afectado todo el cuerpo, pero las zonas de máximas sudoración son:

- Axilas
- Ingles
- Manos
- Pies

La zona afectada suele tener una coloración rosa-azulada. La piel se puede fisurar y descamarse.

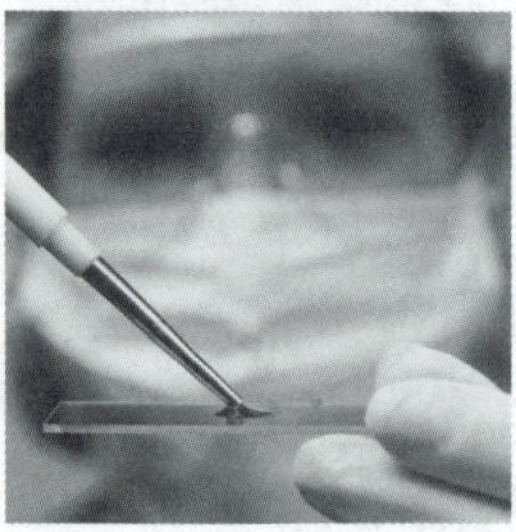

DIAGNÓSTICO

Se realiza por la visualización del sudor en la zona afectada. Es preciso realizar un completo análisis de sangre y orina, para descartar enfermedades como la diabetes o el hipertiroidismo.

TRATAMIENTO MÉDICO

Hay varias opciones terapéuticas :

- Utilización de una solución de metionina, que se aplica 2 veces al día.
- La aplicación de corrientes eléctricas con agua en la zona afectada (iontoforesis) puede aliviar la hiperhidrosis.
- La utilización –por las noches– de una solución de cloruro de aluminio, más el recubrimiento de la zona con una película plástica, puede llegar a solucionar el problema durante unos diez días.
- A veces es necesaria la ayuda psicológica y un tratamiento ansiolítico.

TRATAMIENTO QUIRÚRGICO

- Extirpación de las glándulas sudoríparas de la zona afectada.
- Actuación sobre el sistema nervioso, para evitar la estimulación nerviosa de las glándulas sudoríparas.

BROMHIDROSIS O MAL OLOR CORPORAL

DEFINICIÓN

Al olor fétido que adquiere la piel de algunas personas al sudar se le da el nombre médico de bromhidrosis.

CAUSA

Se produce por la acción de bacterias y levaduras sobre el sudor, que da lugar a unos productos metabólicos causantes del mal olor corporal.

TRATAMIENTO

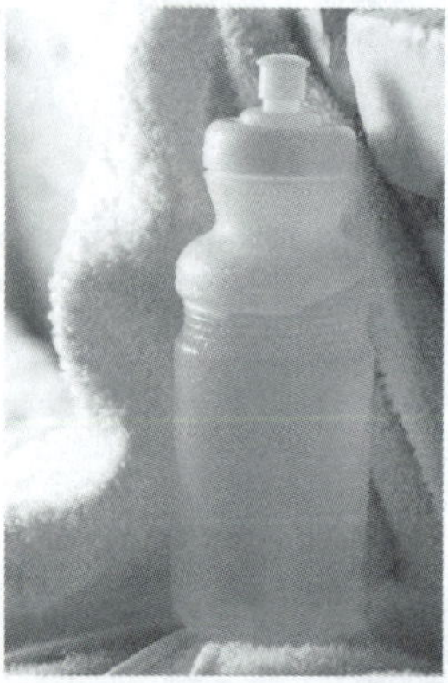

- Higiene personal rigurosa. La persona debe ducharse diariamente con jabones antisépticos, pero no más de una vez al día, ya que podría destruirse el manto ácido de la piel, con lo que se agravaría el mal olor.
- Cambie de prendas de vestir frecuentemente, sobre todo en la época estival. Lave la ropa, no la guarde tras haberla llevado puesta.
- Utilice ropa fabricada con fibras nobles, algodón, hilo, lino, evitando las fibras sintéticas que aumentan y retienen el mal olor.
- Utilice desodorantes antitranspirantes y antisépticos.

En cualquier caso, si con estos consejos no mejora, consulte a su médico sin temor.

HALITOSIS

DEFINICIÓN

Al mal olor que emite la boca se le denomina halitosis.

CAUSAS

- **Problemas bucofaríngeos**
  - Caries.
  - Estomatitis.
  - Gingivitis.
  - Amigdalitis.
  - Sequedad de boca (por una disminución en la producción de la saliva).

- **Trastornos digestivos**
  - Enfermedades hepáticas.
  - Hernia de hiato.
  - Divertículos esofágicos.
  - Estenosis pilórica y esofágica.

- **Problemas respiratorios**
  - Bronquitis crónica.
  - Bronquiectasias.
  - Abcesos pulmonares.

- **Afecciones otorrinolaringológicas**
  - Sinusitis.
  - Vegetaciones.
  - Rinitis.
  - Desviaciones del tabique nasal.
  - Pólipos nasales.

- **Otras**
  - Consumo de alcohol y tabaco.
  - Consumo de dietas ricas en grasas, por los ácidos grasos volátiles.
  - Ciertas medicaciones, especialmente las utilizadas en tratamientos psiquiátricos.

DIAGNÓSTICO

Como han podido observar, las causas del mal aliento son muy variadas, por lo tanto una buena historia clínica será fundamental para el diagnóstico, junto con la realización de pruebas complementarias como: análisis de sangre y orina; radiografías de tórax, aparato digestivo, O.R.L. y endoscopia. Habrá que ir buscando la causa según la sintomatología del paciente.

TRATAMIENTO

En primer lugar hay que diagnosticar y tratar la causa responsable del mal olor de boca. Como consejos generales tendremos en cuenta las siguientes medidas higiénicas:

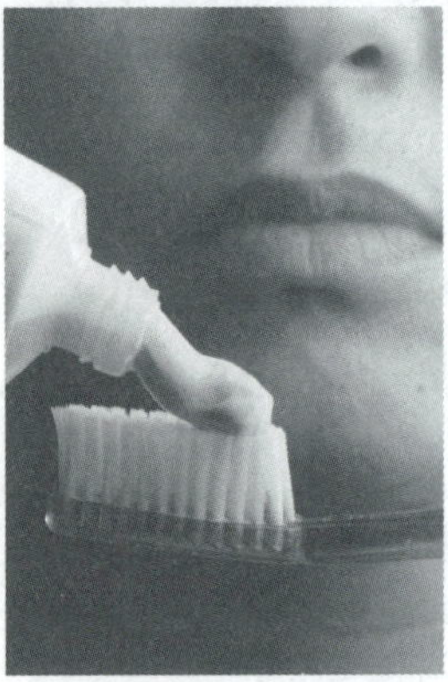

- Cepillado bucal, por la mañana, antes de acostarse y después de cada comida.
- Utilización de antisépticos bucales para enjuagues.
- Cepillado lingual con rascadores específicos que se venden en farmacias.
- Las enfermedades periodontales son la causa más frecuente de halitosis, por lo tanto una revisión anual por el odontólogo será clave en la prevención de la halitosis.
- Evite el consumo de alcohol, tabaco y grasas.

NORMAS DIETÉTICAS PARA PREVENIR EL MAL ALIENTO

- Es importante una buena hidratación para evitar la sequedad de boca. Hay que beber 2,5 l de líquido al día. La incorporación de unas gotitas de limón al agua que bebe estimulan la producción de saliva.
- Restringir el consumo de grasas.
- Utilización de especias naturales (menta, tomillo, albahaca, orégano) para aderezar las comidas.

OTITIS

DEFINICIÓN

Cuando se produce una inflamación del oído, hablamos de otitis.

TIPOS

- **Otitis externa**: Si afecta al oído externo.
- **Otitis media**: Cuando afecta al oído medio.
- **Otitis interna**: Está afectando al oído interno.

CAUSAS

La causa más frecuente es infecciosa, producida por bacterias tales como el estafilococo y la pseudomona.

Las personas que padecen alergia, psoriasis, eccema o dermatitis tienen más posibilidades de padecer una otitis externa.

Las otitis medias agudas son muy frecuentes en los niños de edades comprendidas entre los 3 meses y los 3 años, generalmente como complicación de un resfriado común o una gripe.

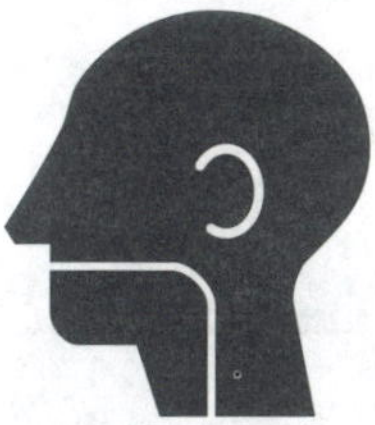

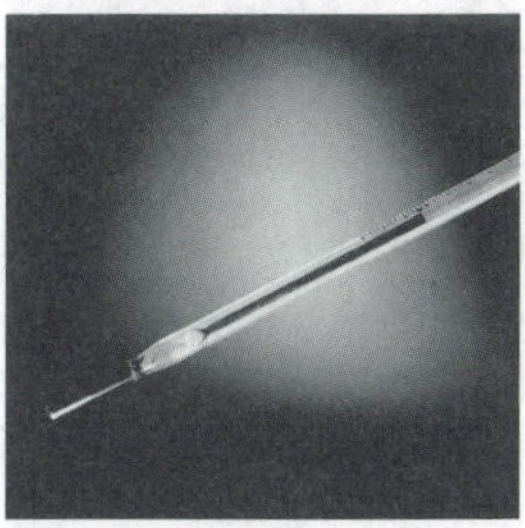

SÍNTOMAS

- Dolor de oído que aumenta cuando se mastica.
- Pérdida de audición.
- Escozor, picor y sensación de tener el oído taponado.
- Fiebre.
- Escalofríos.
- En los niños pequeños es muy frecuente la aparición de vómitos y dolor de tripa.
- Aparición de ganglios inflamados alrededor del pabellón auricular y en el cuello.
- En las otitis externas, lo más común es que esté afectado un solo oído, mientras que en las medias suelen estar inflamados los dos.

DIAGNÓSTICO

Se realiza fácilmente escuchando los síntomas relatados por el paciente y se confirma realizando una exploración del oído con un aparato denominado otoscopio, que no es más que una fuente de luz con una lupa en su extremo, que se introduce fácilmente a través del conducto auditivo externo. Así puede observarse, tanto dicho conducto como el tímpano (barrera elástica membranosa que separa el oído externo del oído medio).

! **PREVENCIÓN DE LAS OTITIS**

- No utilice bastoncillos ni algodones para la limpieza de los oídos. El propio oído tiene un sistema de limpieza que expulsa el cerumen y las células descamativas. Si utiliza los bastoncillo, lo único que hace es volver a introducir dichos materiales de desecho, teniendo muchas probabilidades de producir una otitis.
- No se deben introducir nunca en el oído materiales punzantes como: bolígrafos, lapiceros, clips, alfileres, agujas o llaves.
- Utilice tapones de cera o silicona cuando se bañe en la piscina o en el mar.
- Tenga cuidado de que no le entre jabón en el interior del oído mientras se ducha.
- Séquese bien el pabellón auricular después de cada baño.
- En el invierno, los días de frío intenso, utilice orejeras.

TRATAMIENTO

Se utilizan analgésicos y antiinflamatorios, tanto por vía local, en forma de gotas, como por vía general. Si la infección es bacteriana se utilizan antibióticos por vía oral.

En casos de otitis media aguda supurada, en ocasiones es necesaria una miringotomía que consiste en hacer un orificio en el tímpano, para permitir la salida del material purulento al exterior a modo de drenaje.

CISTITIS

DEFINICIÓN
Consiste en la inflamación de la vejiga de la orina.

CAUSAS

Las causas más frecuentes de las cistitis son las infecciones bacterianas, las infecciones por hongos (como la Candida albicans) y las infecciones víricas.

CIRCUNSTANCIAS QUE FACILITAN LA APARICIÓN DE UNA CISTITIS

- Ser mujer, debido al tamaño y situación anatómica de la uretra femenina.
- El embarazo.
- Exploraciones radiológicas con contraste a través de la uretra.
- Haberse realizado una cistoscopia, que consiste en la introducción de un aparato a través de la uretra con el fin de ver el interior de la vejiga urinaria.
- Padecer una litiasis renal, es decir, tener cálculos o piedras en el riñón por la obstrucción que produce.
- Manipular la uretra, cuando se coloca una sonda vesical.
- Ser portador de sondaje vesical permanente.
- La edad avanzada puede producir cistitis crónica.
- Las enfermedades que cursan con una disminución de las defensas (inmunodepresión).
- Padecer enfermedades crónicas como la diabetes.

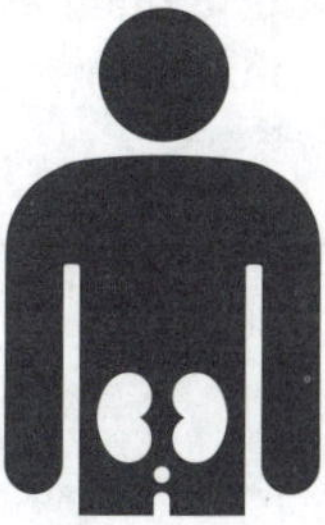

SÍNTOMAS

- Molestias al orinar, picor, ardor (disuria).
- Orinar muy poca cantidad y de forma frecuente (polaquiuria).
- Sensación de tener ganas muy urgentes de orinar (urgencia miccional).

- Orinar muy frecuentemente por la noche (nicturia).
- Dolor abdominal bajo.
- Muy raramente fiebre (sobre todo en ancianos y enfermos inmunodeprimidos).
- Orina con sangre (hematuria).
- Orina turbia y con mal olor.
- Sensación de plenitud en la vejiga, de tener la vejiga llena (tenesmo).

DIAGNÓSTICO

Orienta al diagnóstico la sintomatología relatada por el enfermo. Se confirma éste mediante la realización de un análisis de orina en el que se incluya un estudio en fresco, un sedimento, un cultivo y un antibiograma.

NORMAS PARA LA CORRECTA RECOGIDA DE LA ORINA

Se debe recoger la primera orina de la mañana, para ello:

- Lave sus genitales externos sólo con agua.
- Séquese con una toalla de algodón.
- Deseche el primer chorro de orina.
- Recoja la orina en un recipiente estéril que previamente le haya sido facilitado en su centro de salud o haya adquirido en la farmacia.
- Llene el recipiente un poco más de la mitad. Tápelo bien.
- Guárdelo en un lugar fresco hasta que lo lleve al laboratorio de análisis. Métalo en la nevera perfectamente cerrado si va a transcurrir mucho tiempo hasta la entrega.

CÓMO PREVENIR LAS CISTITIS

- No retenga la orina. Cuando sienta ganas de orinar, acuda al servicio.
- Beba líquido en abundancia: 2,5 l diarios.
- Después del baño, no se quede con el bañador mojado mucho tiempo.
- La mujer, después de las deposiciones, debe limpiarse haciendo un recorrido con el papel higiénico del ano hacia la espalda (atrás), nunca del ano hacia delante (uretra y vagina), ya que se produce arrastre de bacterias intestinales, capaces de introducirse por la uretra, dando lugar a una cistitis.
- En las mujeres que padecen con frecuencia cistitis, sobre todo después de mantener relaciones sexuales, se recomienda la toma de una dosis única de antibiótico. Si éste es su caso, consulte con su médico.

TRATAMIENTO

Se debe hacer un tratamiento antibiótico específico, realizando previamente cultivo y antibiograma para saber qué tipo de bacterias está provocando la infección y qué antibiótico es el adecuado.

Es muy importante que no abandone nunca el tratamiento por su cuenta, aunque note mejoría con las primeras tomas del antibiótico, ya que las **cistitis** son muy traicioneras y parece que se han curado pero las bacterias continúan en la vejiga de la orina.

LITIASIS RENAL

DEFINICIÓN

A la formación y presencia de cálculos o piedras en el riñón se le denomina litiasis renal.

Los cálculos pueden quedarse alojados en el tejido renal o bien descender a través de los uréteres hasta la vejiga de la orina, para ser expulsados por la uretra.

CAUSAS

- Enfermedades del riñón (estrechamientos del parénquima renal).
- Exceso de ácido úrico en sangre (hiperuricemia).
- Aumento de calcio en sangre, que se produce en enfermedades como: hipertiroidismo, hiperparatiroidismo, enfermedad de Paget, inmovilizaciones prolongadas.
- Infecciones de las vías urinarias.
- Enfermedades que producen obstrucción a cualquier nivel de las vías urinarias.

SÍNTOMAS

Hay pacientes, que tienen cálculos en las vías urinarias y no presentan ningún tipo de síntoma, sin embargo en otros puede producir:

- Dolor en la región lumbar.
- Presencia de sangre en la orina (hematuria).
- Infecciones de orina frecuentes y recidivantes.
- Cólico nefrítico.

Cólico nefrítico

El cólico nefrítico es una de las situaciones más dolorosas que se le pueden presentar a una persona a lo largo de su vida. Mujeres que han dado a luz comparan el dolor que se produce en el parto con el de un cólico nefrítico.

SÍNTOMAS DEL CÓLICO NEFRÍTICO

- Dolor muy intenso que comienza en la región lumbar a la altura del riñón y que se desplaza o irradia hacia la ingle y los genitales.
- El dolor es tan intenso que puede producir náuseas y vómitos.
- Suele acompañarse de molestias urinarias y presencia de sangre en orina (hematuria).
- Se caracteriza por la alternancia de fases en las que el dolor es muy intenso (duran entre 5 y 30 minutos) y otras en las que es más tenue.
- En su totalidad el cólico nefrítico tiene una duración tan variable que puede ir desde unos minutos hasta semanas.

DIAGNÓSTICO

Se deben realizar varias pruebas:

- **Análisis de sangre y de orina.**
- **Radiografías simples** que sólo permiten ver los cálculos que son radio-opacos, como los de oxalato cálcico.
- **Urografía intravenosa,** que consiste en la administración de un contraste por vía venosa, que se va eliminando por el riñón, pudiéndose ver de esta manera el tamaño y la posición del cálculo, así como posibles malformaciones renales.
- **Ecografía renal:** es un método de diagnóstico muy fiable, cuya principal ventaja es que el paciente no sufre ningún tipo de agresión.

TRATAMIENTO MÉDICO

Cuando se produce dolor intenso y nos encontramos ante el cólico nefrítico, se utilizan analgésicos y espasmolíticos por vía endovenosa. Un baño con agua caliente, a la temperatura máxima que soporte el paciente suele aliviar el dolor. Para prevenir posibles infecciones urinarias se emplean también antibióticos.

TRATAMIENTO QUIRÚRGICO

- Litotricia extracorpórea. Consiste en triturar y descomponer los cálculos a través de una máquina que emite unas ondas de choque por ultrasonidos, para que puedan expulsarse por la uretra con mayor facilidad.
- Extracción del cálculo a través de un cistoscopio.
- Los cálculos pequeños, pueden ser extraídos por una técnica quirúrgica mínimamente invasora, denominada: nefrolitotomía percutánea.

DIETA PARA EL PACIENTE CON LITIASIS RENAL

- Ante todo es fundamental una buena hidratación, siendo suficiente una ingesta líquida de 2,5 l al día.
- Dependiendo del tipo de cálculo la dieta debe ser:
- Si existe tendencia a la creación de cálculos de oxalato cálcico:

ALIMENTOS QUE HAY QUE EVITAR:

- Albaricoques
- Peras
- Naranjas
- Manzanas
- Zanahorias
- Espárragos
- Brécol
- Tomate
- Guisantes
- Café

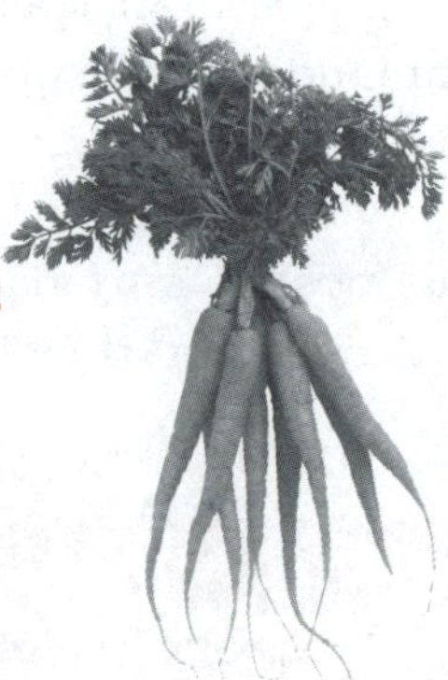

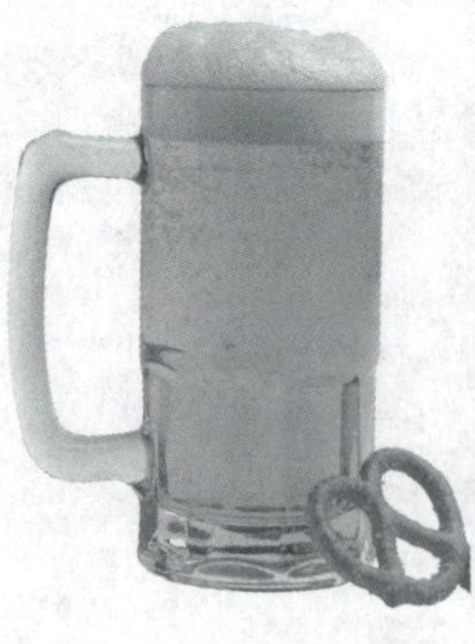

ALIMENTOS QUE SE PUEDEN TOMAR LIBREMENTE

- Cerezas
- Ciruelas
- Melocotón
- Plátano
- Uvas verdes
- Arroz
- Melón
- Cebollas
- Coliflor
- Champiñon
- Lechuga
- Patatas
- Pepino
- Perejil
- Huevos
- Macarrones
- Mariscos
- Pan
- Pescado, a excepción de la sardina
- Leche, yogur, queso
- Carne y derivados hasta 150 g al día

BEBIDAS

- Bebidas de cola
- Cerveza
- Leche
- Vino
- Sidra
- Zumo de limón

DIETA PARA EL PACIENTE CON LITIASIS RENAL (cont.)

Si existe tendencia a crear cálculos de ácido úrico:

ALIMENTOS QUE HAY QUE EVITAR:

- Carnes rojas
- Mollejas
- Arenques
- Boquerones
- Anchoas
- Riñones
- Sardinas en aceite
- Sesos
- Trucha
- Bacalao
- Salmón
- Pavo
- Cangrejo
- Setas
- Espinacas
- Guisantes
- Jamón
- Judías
- Lentejas
- Ostras

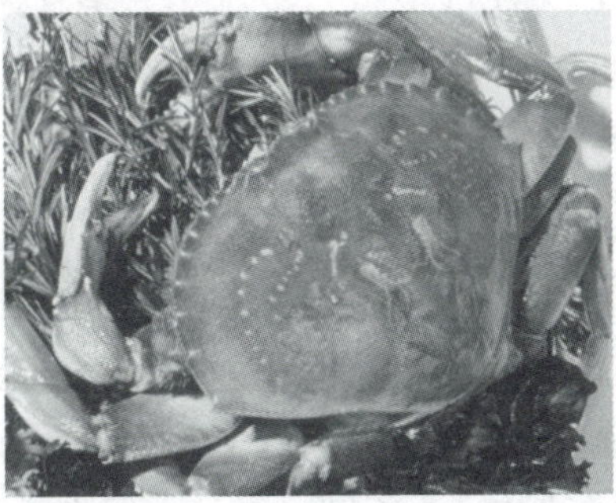

ALIMENTOS QUE SE PUEDEN TOMAR LIBREMENTE

- Azúcares
- Ajo
- Almendras
- Avellanas
- Arroz
- Carne de conejo
- Carne de gallina
- Cebollas
- Cereales
- Coliflor
- Espárragos
- Huevos
- Nueces
- Lácteos
- Té
- Trigo
- Tomate

BEBIDAS

- Cerveza
- Zumos de fruta
- Soda

DECÁLOGO VERANO

01

El sol es un gran aliado de la salud y de la vida, pero debe proteger su piel de forma continua e inteligente de los irreparables daños que puede ocasionarle una exposición desmedida a la luz solar.

02

La protección de la piel no se realiza sólo desde la superficie con cremas hidratantes y lociones protectoras, es fundamental realizarla también desde el interior. Nutra su organismo con alimentos ricos en vitaminas y carotenos, como las frutas y verduras.

03

Durante el verano, por las altas temperaturas, aumenta la pérdida de líquidos. Evite la deshidratación aumentando la ingesta de agua, zumos de frutas y bebidas isotónicas.

04

Una de las enfermedades más frecuentes en la época estival es la diarrea aguda. Debe guardar estrictamente las normas higiénicas de prevención para evitar complicaciones (consumir agua embotellada, refrigerar todo tipo de alimentos y evitar los productos elaborados con huevo).

05

La luz solar puede llegar a ser verdaderamente dañina para su vista. Proteja sus ojos con gafas de sol y estará previniendo la aparición de cataratas y otras enfermedades oculares.

06

Otra de las patologías típicas del verano son las otitis, puede evitarlas con el simple uso de tapones de cera o silicona durante el baño. No se sumerja en el mar o en la piscina sin protección.

07

Emplee siempre sus propios utensilios para el baño, no comparta toallas ni bañadores, ya que pueden ser vías de contagio de molestas enfermedades de la piel, como las micosis.

08

Cambie siempre su bañador mojado por ropa seca cuando acabe el baño, ya que la humedad puede ser causante de enfermedades como la cistitis o los molestos resfriados.

09

El calor produce dilatación vascular y es muy perjudicial para aquellos que padecen enfermedades circulatorias como las varices. Caminar a horas tempranas (más frescas), descansar con las piernas en alto y darse masajes con agua fría puede prevenir su aparición y evitar complicaciones.

10

La obsesión por la belleza puede llegar a acarrear graves problemas, especialmente entre los más jóvenes. Debe permanecer alerta ante síntomas de anorexia y bulimia para evitar males mayores.

El otoño siempre se ha relacionado con «el final», «el crepúsculo». Aunque sea una licencia literaria todos hemos leído frases como: «en el otoño de su vida...», «en la edad otoñal», etc.

Nunca he estado de acuerdo con ese pensamiento. Para mí, el otoño es revolución, cambio y renovación. Si hasta los árboles tiran sus hojas y se nos muestran desnudos, pero bellísimos, sobre el lecho pardo de lo que desechan, de lo superfluo.

Quizá, si pudiera infundirles este pensamiento, serían menos frecuentes patologías como: gripes y catarros, bronquitis, cefaleas, enfermedades inflamatorias intestinales, herpes, etc.

OTOÑO

Hay que buscar la cara hermosa de cada época. ¿Acaso ha visto algo más bello que el color del cielo en un atardecer de otoño? Esa luz es irrepetible, incomparable con la que pueda brindar el astro rey en cualquier otra época del año.

Recuérdelo siempre... otoño es **RENOVACIÓN, NO FINAL**. Por eso, aunque el pelo se caiga más en esta época, eso puede ser necesario para que crezca más fuerte, más sano y más bello... como las hojas en los árboles.

Hay que preparar la mente para el cambio, adaptarse y aprender a aceptar que lo nuevo no es peor, simplemente es distinto.

Recorramos juntos la transformación otoñal para saber afrontar esta estación con nuevos consejos.

ANEMIAS

DEFINICIÓN

Cuando la concentración de hemoglobina en sangre, está por debajo de los límites normales nos enfrentamos a la anemia.

La **hemoglobina**, es una sustancia compuesta de proteínas y hierro, cuya misión es transportar el oxígeno a través de la sangre a todas las células de nuestro cuerpo, para que éstas desarrollen perfectamente su función.

Hemoglobina	valores normales
Hombre	14-16 gr/dl
Mujer	12,5-15 gr/dl

TIPOS Y CAUSAS

Las anemias se clasifican dependiendo del tamaño del glóbulo rojo, así tendremos:

- **Anemia microcítica:** Los glóbulos rojos son más pequeños de lo habitual. Esta disminución del tamaño puede producirse por varias causas:
  - Déficit de hierro.
  - Predisposición genética. Son las llamadas talasemias.
  - Enfermedades crónicas como la artritis reumatoide y los procesos cancerosos.
- **Anemia normocítica:** El tamaño de los glóbulos rojos es normal, sin embargo se encuentran en menor número. Puede deberse a:
  - Déficit de producción de glóbulos rojos por parte de la médula ósea: anemia aplásica.
- **Anemia hemolítica:** Se llega a este tipo de anemias, cuando se produce una destrucción de glóbulos rojos superior a lo normal.
- **Anemias ligadas a tratamientos anticancerígenos**, bien por los medicamentos utilizados en quimioterapia o bien por la radioterapia.
- **Anemia macrocítica**: En este caso el tamaño de los hematíes es más grande de lo habitual. Puede deberse a:

- Falta de nutrientes básicos para la formación de los glóbulos rojos, como la vitamina B_{12} o el ácido fólico (anemia megaloblástica).
- Efecto secundario de utilización de ciertos medicamentos como los antiepilépticos.
- Enfermedades de la médula ósea, que es el lugar donde se producen los hematíes y se encuentra en el interior de los huesos.

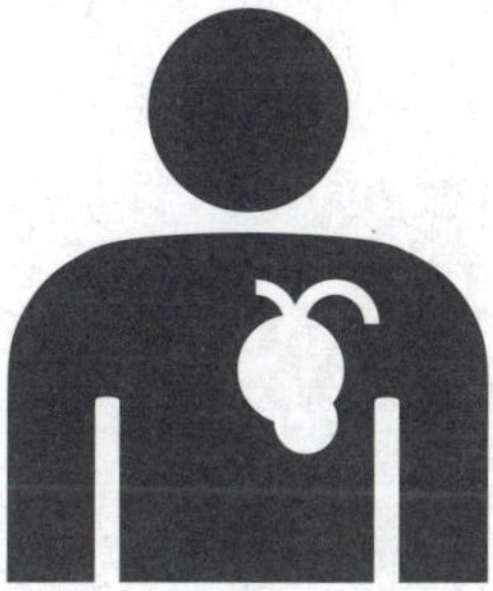

SÍNTOMAS

La anemia puede dar síntomas muy variados o incluso, como en el caso de las anemias crónicas, dar poca sintomatología. Los más frecuentes son:

- Astenia: sensación de cansancio. Es el síntoma más frecuente y está presente en todo tipo de anemias.
- Taquicardia: el corazón late más deprisa.
- Palpitaciones: en determinados momentos se notan los latidos del corazón.
- Sensación de falta de aire o ahogo cuando se hace un mínimo esfuerzo.
- Dolor de cabeza.
- Falta de concentración.
- Mareos y vértigo.
- Acúfenos: zumbidos de oídos.
- Hormigueo por el cuerpo.
- Náuseas y vómitos.
- Anorexia, falta de apetito.
- Pérdida de visión.
- Caída del pelo.
- Uñas quebradizas.

DIAGNÓSTICO

Una **historia clínica** completa puede hacer sospechar al médico que una persona padece una anemia por los síntomas que ésta refiere. Es sencillo saberlo con certeza porque un simple análisis de sangre confirma o descarta el diagnóstico.

Posteriormente habrá que realizar pruebas diagnósticas complementarias, hasta averiguar las causas de la anemia que, como antes veíamos, pueden ser múltiples y muy variadas.

TRATAMIENTO

Depende del tipo de anemia. El paciente puede tener una enfermedad de base como puede ser:

- Gastritis aguda.
- Hemorragia digestiva.
- Alcoholismo.
- Procesos cancerígenos.

En ese caso es preciso tratar la enfermedad para que el paciente recupere las cifras normales de hemoglobina y hematíes.

- Si la anemia es por déficit de hierro se aportará este mineral, por vía oral o por inyección intramuscular (en casos más graves intravenosa).
- Las anemias macrocíticas por falta de vitamina B_{12} y ácido fólico se superan administrando compuestos con vitamina B_{12} y ácido fólico.
- En las anemias producto de una excesiva destrucción de hematíes, se realiza una esplecnectomía, que consiste en la extirpación del bazo, ya que en este órgano es donde se destruyen los hematíes.
- Los corticoides se utilizan en las anemias originadas por la presencia de anticuerpos que destruyen los hematies (anemias autoinmunes).

! PAPEL DE LA ALIMENTACIÓN EN LA PREVENCIÓN DE LAS ANEMIAS

Hay anemias muy frecuentes, como son las ferropénicas (por déficit de hierro) o las megaloblásticas o macrocíticas (por falta de ácido fólico y/o vitamina B_{12}) que se podrían evitar mediante una correcta alimentación; siempre que éstas no se deban a una hemorragia digestiva, en cuyo caso habrá que tratarlas quirúrgica o médicamente.

Incluso en los casos de grandes pérdidas menstruales –si hay un mioma uterino, por ejemplo–, cuya solución es el tratamiento médico o quirúrgico y la administración de un suplemento de hierro de forma preventiva durante los días del ciclo menstrual, es importante la alimentación para ayudar a su cuidado.

¿QUÉ NUTRIENTES NO DEBEN FALTAR PARA LA FABRICACIÓN DE GLÓBULOS ROJOS?

- Vitaminas: A, C, B_6, B_{12} y ácido fólico.
- Minerales: hierro, zinc, cobre y magnesio.
- Proteinas.

NORMAS DIETÉTICAS BÁSICAS PARA PREVENIR O CORREGIR LAS ANEMIAS FERROPÉNICAS (FALTA DE HIERRO)

- Tomar alimentos ricos en vitamina C, como pueden ser el zumo de naranja o los cítricos en general, para facilitar la absorción del hierro.

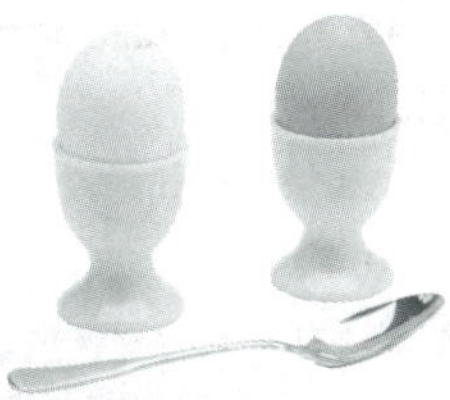

- En la dieta no deben faltar alimentos ricos en hierro como:
  - Hígado, que se puede tomar de forma esporádica
  - Carnes rojas
  - Pescados
  - Legumbres y cereales
  - Riñones
  - Aves
  - Huevos
  - Frutas y hortalizas

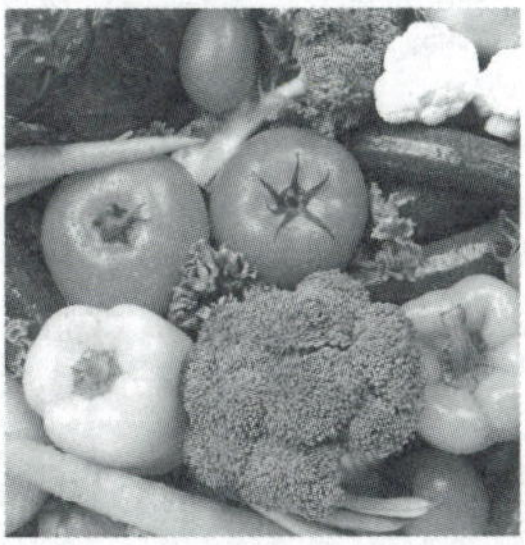

- La toma de alimentos enriquecidos con hierro, como cereales y otros alimentos, ha hecho disminuir el número de personas con anemia.

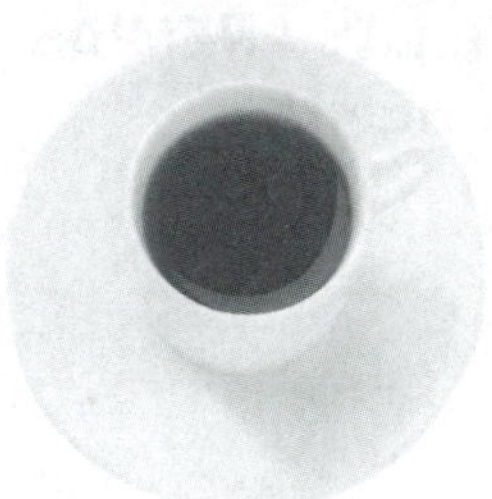

- Evitar y restringir al máximo el consumo de té, café y vinagre, ya que inhiben la absorción del hierro de la dieta.

NORMAS PARA PREVENIR Y TRATAR LAS ANEMIAS POR DÉFICIT DE ÁCIDO FÓLICO

- Cuando el médico diagnostica una anemia por déficit de ácido fólico, es necesario tomar suplementos en forma de medicamentos durante 3 semanas y luego continuar con una dieta rica en alimentos con ácido fólico.

- Los alimentos ricos en ácido fólico son las frutas, verduras de hoja verde, hortalizas y otros alimentos como los siguientes:

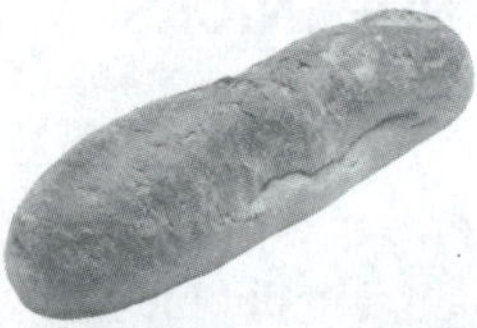

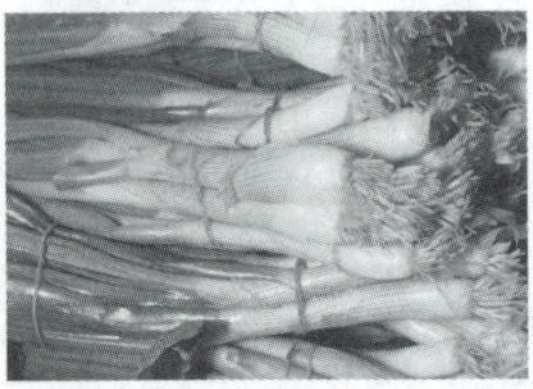

  - Soja
  - Pipas de girasol
  - Judías blancas o pintas
  - Garbanzos
  - Acelgas, espinacas, grelos, nabizas
  - Almendras, avellanas, cacahuetes, pistachos
  - Puerro
  - Remolacha
  - Coliflor y judías verdes
  - Queso de cabrales y roquefort
  - Turrones y mazapanes
  - Naranja
  - Lentejas
  - Pan integral

- El ácido fólico es destruido por el calor, por lo que se recomienda que las hortalizas y las frutas sean consumidas crudas, o como máximo con una mínima cocción.

- Para prevenir enfermedades congénitas tales como la espina bífida que consiste en un defecto de cierre del tubo neural, por donde corre la médula espinal, es necesario que antes y durante el embarazo la mujer tome aportes extras de ácido fólico.

FORMAS DE TRATAR Y PREVENIR LAS ANEMIAS POR DÉFICIT DE VITAMINA B_{12} (ANEMIA MEGALOBLÁSTICA)

- Los alimentos ricos en vitamina B_{12} son:
  - Carnes de vaca y cerdo
  - Huevos
  - Productos lácteos

ESTREÑIMIENTO

DEFINICIÓN

Se dice que una persona padece estreñimiento cuando sus deposiciones son molestas y más consistentes o duras de lo normal, por lo que le cuesta más trabajo defecar. Además, el número de deposiciones semanales es inferior a tres.

Es más frecuente en los ancianos y las mujeres. Se calcula que en España hay 8 millones de personas que lo padecen.

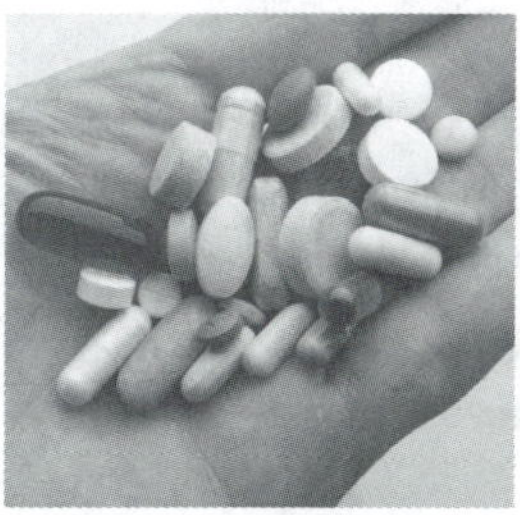

CAUSAS

Se distinguen 2 tipos de estreñimiento, dependiendo de la forma de presentación:

Estreñimiento agudo

Aparece de forma repentina, brusca. Sus causas más frecuentes son:

- Descenso en la actividad física: pacientes que tienen que guardar cama por algún motivo.
- Cambios en la dieta: por consumir una dieta baja en fibra (por viajes, comidas fuera de casa, etc.).
- La toma de ciertos medicamentos, como son:
  - Antiácidos
  - Hierro por vía oral
  - Antihipertensivos
  - Tranquilizantes
  - Opiáceos
- Enfermedades graves del sistema nervioso central o periférico.
- Cáncer de intestino.
- Trastornos psicológicos.

Estreñimiento crónico

Aparece lentamente y puede durar meses o años. Las causas más comunes son:

- Dieta pobre en fibra.
- Baja actividad física.
- Hipotiroidismo.
- Enfermedades que provocan aumento de calcio en sangre (hipercalcemias).
- Trastornos psicológicos.
- Trastornos musculares y neurológicos del intestino.
- Hemorroides.
- Ingesta escasa de líquido a lo largo del día.
- Embarazo.
- Ralentización del ritmo intestinal por senilidad.

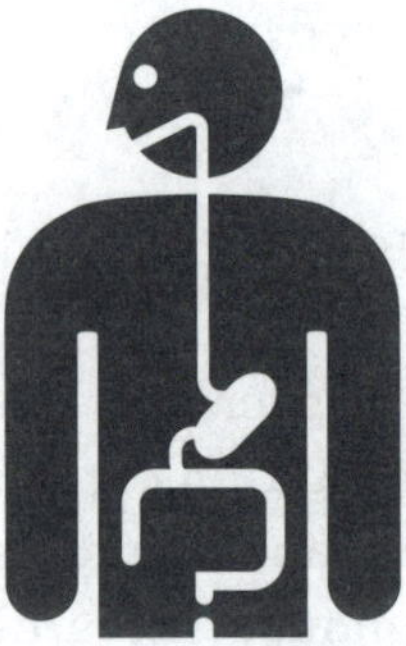

SÍNTOMAS

Son los siguientes:

- Las heces son de una consistencia dura, a veces hasta el punto en que la defecación produce dolor.
- Las deposiciones tienen poco volumen (son muy escasas).
- Abdomen distendido y globuloso por acumulación de gases.
- Abdomen doloroso.
- Dolor anal.
- Heces teñidas con sangre roja.

El estreñimiento mantenido debe ser consultado con el médico, especialmente cuando hay un cambio brusco en el hábito de defecar. Otros motivos de consulta son la alternancia de períodos de estreñimiento con otros de diarrea o la aparición de heces teñidas de sangre, ya que estos síntomas pueden indicar un trastorno intestinal grave y hay que estudiarlos.

Una cosa tiene que quedar muy clara: todo proceso cancerígeno cogido a tiempo tiene un porcentaje muy alto de posibilidades de curación total o de ser controlado como una enfermedad crónica, que le permita una calidad de vida normal a la persona afectada. Un consejo práctico: **al primer síntoma, acuda a su médico.**

DIAGNÓSTICO

Para saber la causa que está produciendo el estreñimiento es necesario realizar varias pruebas:

- Análisis de sangre.
- Análisis de heces.
- Tacto rectal.
- Radiografía con contraste (enema opaco).
- Colonoscopia (exploración endoscópica del colon).

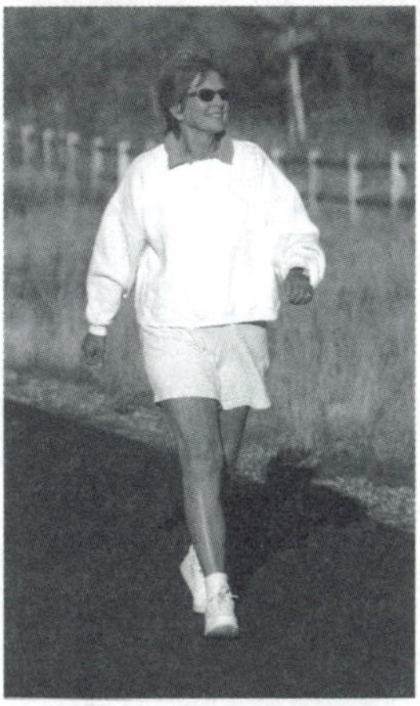

TRATAMIENTO

Medidas higiénicas:

- Debe comer siempre a las mismas horas.
- Mastique bien los alimentos.
- Coma despacio.
- Si tiene ganas de ir al servicio, no se reprima.
- Por norma, habitúese a ir a la misma hora todos los días al servicio. Un buen momento es al levantarse, al acostarse, o después de las comidas. Cuando usted esté en casa habitualmente.
- Realice ejercicio físico; caminar 1 hora al día puede ser suficiente para una buena movilización del intestino.

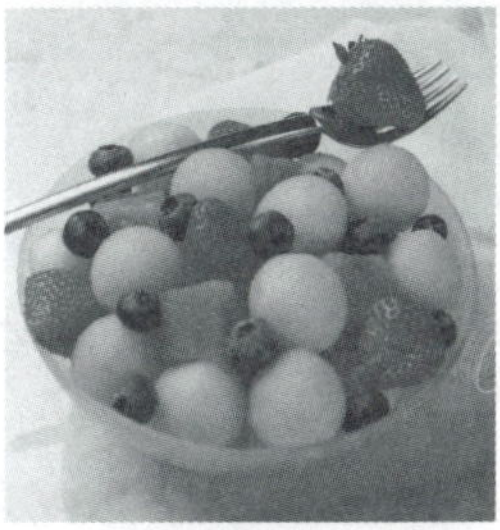

Medidas dietéticas:

- Se deben tomar alimentos ricos en fibra como: cereales integrales, frutas, verduras y legumbres.
- La toma regular de 30 g al día de salvado ayuda a controlar el ritmo intestinal.
- Beba como mínimo 2,5 litros de agua al día.
- Tome 2 yogures con bacterias bífidas a lo largo del día.
- Tomar un zumo de naranja por la mañana, en ayunas, es muy efectivo para determinadas personas.
- Remedios caseros, como la toma de un vaso de agua del tiempo con ciruelas, o la ingesta de una cucharada de aceite de oliva en ayunas, ayudan a combatir el estreñimiento.

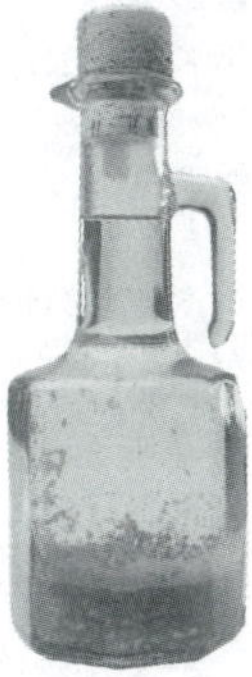

TRATAMIENTO MÉDICO

Existe un gran número de laxantes en la farmacia, actuando cada uno de forma distinta. Pero deben seguirse dos normas básicas:

- La toma del laxante debe ir precedida de una consulta médica para que el especialista realice el diagnóstico y valore el tratamiento adecuado.
- No se deben tomar los laxantes de por vida, ya que crean hábito y poco a poco se va necesitando más cantidad de los mismos, para lograr el mismo efecto.

HEMORROIDES

DEFINICIÓN

Las hemorroides son dilataciones venosas o varices del plexo venoso hemorroidal, es decir, de las venas situadas alrededor del ano.

CAUSAS

Son muy variadas:

- **Estreñimiento**, como consecuencia de los esfuerzos para hacer la deposición.
- Enfermedades del hígado, como la **cirrosis**.
- **Embarazo**.
- **Falta de ejercicio** o estar mucho tiempo sentado, como es el caso de conductores de taxi y camiones, personal administrativo, etc...

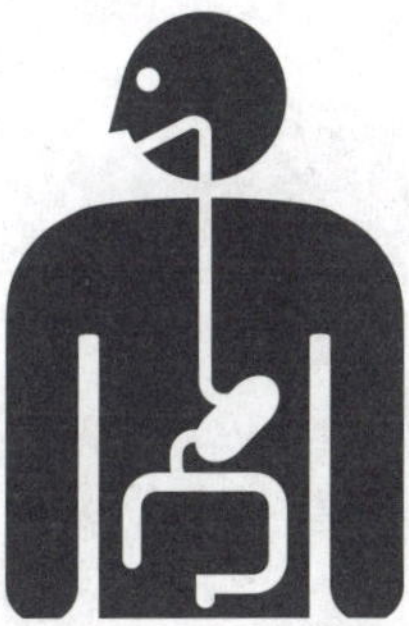

SÍNTOMAS

Las hemorroides producen:

- Dolor en la región anal.
- Sangrado de color rojo, habitualmente después de las deposiciones. El papel higiénico se queda manchado de sangre roja.
- Aparición de una anemia ferropénica.
- Picor y desazón del ano.

DIAGNÓSTICO

Se diagnostica muy fácilmente:

- Por visualización e inspección de la zona anal.
- Por la realización de un tacto rectal (si las hemorroides son internas).
- Por sigmoidoscopia, técnica endoscópica en la que se emplea una fibra óptica conectada a una cámara de televisión, para visualizar la zona anal y el colon. En este caso, su porción más distal (sigma y recto).

TRATAMIENTO

TRATAMIENTO MÉDICO

- Se utilizan medicamentos que normalizan la permeabilidad capilar y mejoran la circulación venosa como son: los rutósidos y la diosmina.
- Se usan también extractos de plantas medicinales como: el castaño de Indias, hamamelis crisalina y vid roja.
- Se emplean además antiinflamatorios y anestésicos tópicos en forma de pomadas.
- Son muy útiles los baños de asiento en agua fría.
- Es preciso evitar el estreñimiento. Para ello, siga todas las medidas expuestas en el apartado de estreñimiento.
- Hay que declarar la guerra al sedentarismo. Se debe caminar como mínimo 1 hora al día.

TRATAMIENTO QUIRÚRGICO

Hay varias técnicas quirúrgicas para tratar las hemorroides:

- Escleroterapia: mediante la utilización de inyecciones esclerosantes.
- Ligadura con bandas de goma: se liga la hemorroide con una banda de goma, de esta forma la hemorroide se atrofia y cae sola.
- Utilización del rayo láser.
- Electrocoagulación: mediante la utilización de corrientes eléctricas.
- Foto coagulación a través de rayos infrarrojos.
- Cirugía convencional.

TRATAMIENTO DIETÉTICO

Es fundamental para prevenir la aparición de hemorroides. Consiste en:

- Combatir el estreñimiento.
- Beber 2,5 l de líquidos al día, entre zumos y agua.
- Se deben evitar: las grasas y el alcohol, los picantes y las especias.

GRIPE Y CATARRO COMÚN

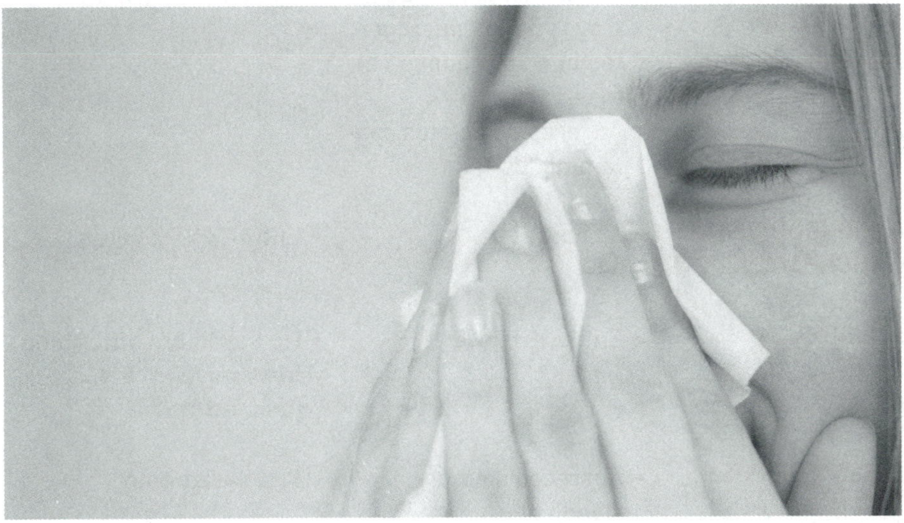

DEFINICIÓN

Tanto la gripe como el catarro común o resfriado son infecciones producidas por virus que dan lugar a una inflamación de las vías respiratorias.

CAUSAS

Gripe

Son muchos los virus de la gripe, pero los responsables de las epidemias de finales de otoño o del invierno son los virus de la gripe o virus de la influenza, A, B y C.

Catarro común

Los virus más frecuentes que lo producen son:

- Rhinovirus.
- Picornavirus.
- Coronavirus.

SÍNTOMAS

	Gripe	Catarro común
VÍAS DE CONTAGIO	• Persona a persona a través de las microgotas que se producen al toser. • A través de objetos contaminados	• Igual que la gripe
PERÍODO DE INCUBACIÓN	• 48 horas	• Entre 24 y 72 horas
FIEBRE	• Entre 38,5 y 40º C	• No hay fiebre alta, como máximo febrícula, no llega a 38º C
ESCALOFRÍOS O SENSACIÓN DE FRÍO	• Aparecen siempre, siendo el primer síntoma	• Muy raramente
SÍNTOMAS GENERALES	• Dolores musculares generalizados • Ganas de guardar cama • Astenia intensa • Dolor de cabeza intenso	• Síntomas generales mínimos
SINTOMATOLOGÍA RESPIRATORIA	• Al principio relativamente leves: – Congestión nasal – Tos seca – Sequedad de garganta • Posteriormente: – Garganta enrojecida – Ojos llorosos – Conjuntivitis	• Secreción nasal abundante, al principio acuosa, más adelante espesa, amarillenta o verdosa • Tos • Conjuntivitis • Olfato y gusto disminuidos
DURACIÓN	• 7 días si no hay complicaciones	• Entre 4 y 10 días si no hay complicaciones

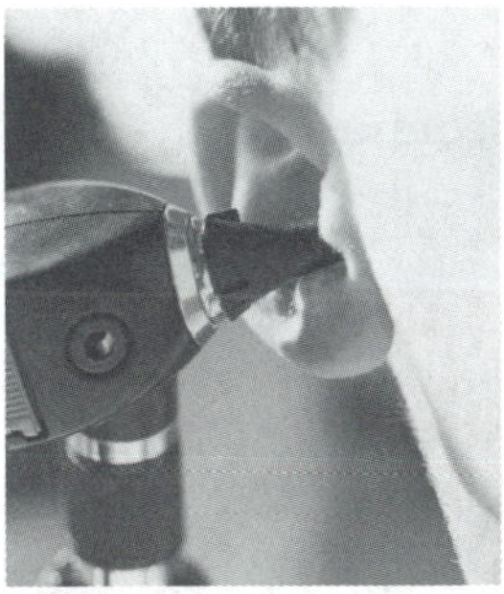

COMPLICACIONES

Gripe

- Bronquitis
- Neumonía
- Encefalitis
- Meningitis
- Sinusitis
- Otitis

Catarro común

- Bronquitis
- Neumonía
- Sinusitis
- Otitis

DIAGNÓSTICO

Gripe

Es relativamente sencillo, dado que la infección se produce por epidemias. Se puede realizar un aislamiento del virus en el laboratorio, a partir de las secreciones infectadas del paciente.

Catarro común

Se realiza por la sintomatología del paciente.

PREVENCIÓN

Gripe

La mejor manera de prevenir la gripe es **vacunarse al principio del otoño.**

!

¿QUÉ PERSONAS DEBEN VACUNARSE DE LA GRIPE?

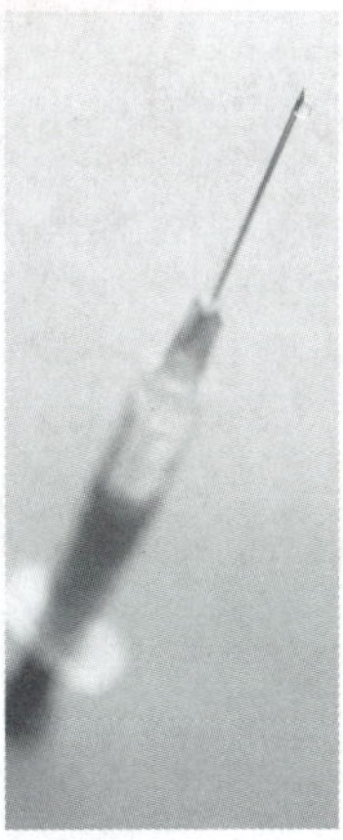

- Los adultos sanos mayores de 65 años.
- Pacientes con enfermedad pulmonar obstructiva crónica: bronquíticos crónicos y enfisematosos.
- Asmáticos.
- Pacientes con enfermedades cardiacas.
- Inmunodeprimidos.
- Pacientes con enfermedades tumorales.
- Diabéticos.
- Pacientes con enfermedades renales y hepáticas.
- Trabajadores de servicios públicos como: personal sanitario, cuidadores de residencias, asilos o guarderías, maestros, etc.

Catarro común

No existe ninguna vacuna efectiva para el catarro común

TRATAMIENTO

Al ser dos enfermedades víricas, el tratamiento es el mismo y son importantes en él los siguientes puntos:

- Los antibióticos no sirven para el tratamiento de la gripe y el catarro ya que, como hemos visto, son enfermedades víricas y los virus son resistentes a los antibióticos
- Sólo se utilizarán antibióticos (siempre bajo prescripción médica) en caso de aparición de una sobreinfección bacteriana en el transcurso de una gripe o un catarro.
- Si hay fiebre, se utilizarán antitérmicos del tipo del paracetamol y se mantendrá al enfermo en una habitación con una temperatura ambiente alrededor de 24º C y no excesivamente abrigado, sino, simplemente, con la sábana para permitirle difundir el calor.
- Es muy importante una buena hidratación, 2,5 l al día de agua o zumos de cítricos que contienen gran cantidad de vitamina C.
- La alimentación debe ser suave y fácil de digerir a base de: frutas, verduras, legumbres, hortalizas y pescado, y repartidas entre 4 y 6 tomas.
- Está muy extendido el uso de descongestivos nasales en forma de *sprays*. Cuidado con este tipo de medicamentos que pueden producir:
  - Subidas de tensión arterial.
  - Efecto rebote.
  - Dependencia.
  - Habituación al tratamiento, por lo que cada vez se utilizarían con más frecuencia. Para la utilización de estos medicamentos hay que consultar siempre con el médico.
- Si la tos es muy intensa, según el tipo de tos, su médico le prescribirá mucolíticos o antitusígenos.
- Hay que guardar reposo en cama las primeras 72 horas de una gripe para prevenir complicaciones.

HERPES

DEFINICIÓN Y TIPOS

Los herpes son producidos por una familia de virus capaces de infectar al ser humano. Los más frecuentes son:

- Virus del herpes simple, responsable del:
  - Herpes labial o calentura.
  - Queratitis por herpes simple, que consiste en la producción de úlceras en la córnea por parte del virus.
  - Herpes genital o infección de los genitales tras una relación sexual, cuando una de las dos personas estaba infectada previamente.
- Virus del herpes zoster, responsable de la denominada «culebrilla» o herpes zoster, que puede tener muy diversas localizaciones según el trayecto del nervio al que afecte. De ahí su forma de «culebrilla».
- Virus de epstein-barr, responsable de la mononucleosis infecciosa o enfermedad del beso.

SÍNTOMAS

Los describiremos según la clasificación anterior:

Herpes labial o herpes simple. Produce:

- Aparición de vesículas (lesiones con contenido líquido) en cualquier parte del cuerpo, fundamentalmente en los labios. Son las denominadas calenturas.
- Dolor en la zona de aparición de las vesículas.
- Suele curarse en, aproximadamente, 21 días.
- Aparece en situaciones de bajada de defensas o de estrés.

Herpes genital

- Produce la misma sintomatología que el herpes labial o herpes simple, sólo que en la zona vulvovaginal en la mujer o en la zona balanoprepucial en el hombre. Es una enfermedad de transmisión sexual.

Queratitis herpética

- Las lesiones o vesículas se producen en la córnea pudiendo dar lugar a alteraciones corneales que impiden una correcta visión.

Herpes zoster

- Da lugar a la aparición de lesiones ampulosas (ampollas) llenas de líquido a lo largo del trayecto de un nervio.
- Es muy doloroso.
- Produce sensación de hormigueo o picazón de la zona afectada que se hace muy sensible y el simple roce de la ropa provoca un intenso dolor.
- El lugar más frecuente de aparición es el tronco, a lo largo del recorrido de los nervios intercostales.

Mononucleosis infecciosa

Esta enfermedad vírica da los siguientes síntomas:

- Fiebre alta.
- Dolor de cabeza.
- Dolor de garganta.
- Aparición de adenopatías (ganglios inflamados).
- Hepato y esplenomegalia. Es decir, inflamación o aumento de tamaño de hígado y bazo.

DIAGNÓSTICO

- A veces el dolor precede a las lesiones dérmicas y, por el comienzo insidioso de las enfermedades causadas por los herpes virus, es difícil realizar el diagnóstico. Pero una vez que han aparecido las vesículas, el diagnóstico es relativamente sencillo.
- Es necesario realizar pruebas de laboratorio para confirmar el diagnóstico, buscando los anticuerpos específicos de cada virus.

TRATAMIENTO

Herpes labial

- Lavados suaves de la zona con agua y jabón y posterior secado, para evitar que la curación se retrase.
- Aplicación de cremas antivíricas en la zona afectada, a base de productos químicos como:
  - Aciclovir
  - Idoxuridina
  - Trifluridina
  - Famciclovir
- En caso de una infección por herpes simple más grave, se pueden utilizar antivirales, por vía oral y siempre bajo prescripción médica.

Herpes Zoster

- Utilización de antivirales por vía oral:
  - Aciclovir
  - Famciclovir
  - Valaciclovir
- Mantener la piel limpia y seca.
- Aplicación de fórmulas magistrales tópicas con pincel en la zona afectada, a base de sulfato de cobre.
- Los aportes extras de complejos vitamínicos del grupo B pueden llegar a acortar el tiempo de duración de la enfermedad y regenerar más rápidamente el nervio dañado.

Herpes simple genital

- La utilización de medicamentos antivirales en dosis bajas retrasa la aparición de un nuevo brote de la enfermedad.
- Los antivirales tipo aciclovir o derivados se utilizan en forma de cremas o por vía oral, según la extensión de las lesiones.

Mononucleosis infecciosa

- Reposo en cama hasta la desaparición de los síntomas.
- Para la fiebre, como antitérmico el paracetamol (nunca el A.A.S., ácido acetilsalicílico, ya que puede producir complicaciones).
- Buena hidratación, al menos 2,5 l/día.

NORMAS DIETÉTICAS BÁSICAS PARA LOS PACIENTES AFECTADOS POR HERPES VIRUS

Evitar el consumo de

- Gelatina
- Nueces
- Chocolate
- Cacahuetes

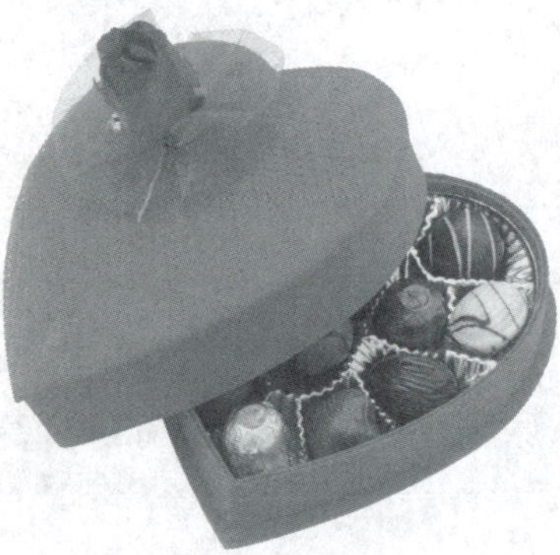

Tomar alimentos que contengan los aminoácidos lisina y arginina.

- Huevos
- Pescado
- Carne
- Patata
- Lácteos
- Judías

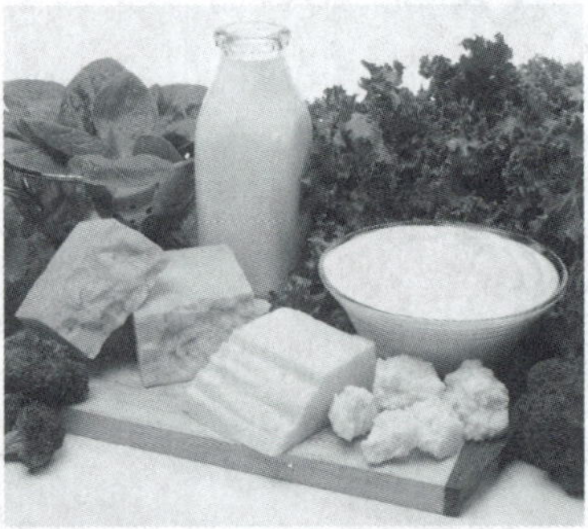

La ingesta de alimentos ricos, en vitaminas B_1 y B_6, facilitará la regeneración de los nervios afectados.

- Levadura seca
- Cereales integrales

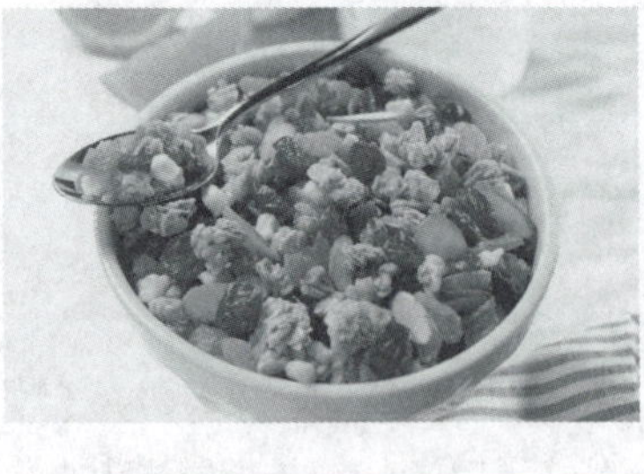

ENFERMEDAD INFLAMATORIA INTESTINAL

DEFINICIÓN

Bajo este nombre se agrupan dos enfermedades, la enfermedad de Crohn y la colitis ulcerosa, que tienen en común:

- Son enfermedades crónicas.
- Existe una inflamación intestinal.
- Producen retortijones y dolores abdominales frecuentes.
- Producen diarrea.

Se diferencian, según la zona de afectación intestinal:

Enfermedad de Crohn:

- La zona más frecuentemente afectada es la parte más baja del intestino delgado (íleon) y el intestino grueso.
- Puede afectar a todo el aparato digestivo, desde la boca hasta el ano.
- Afecta a todo el grosor de la pared intestinal (a todas sus capas).

Colitis ulcerosa:

- Está afectado sólo el intestino grueso, en parte o totalmente.
- No afecta a todo el grosor de la pared intestinal, sino sólo a algunas capas de ésta.

CAUSAS

Enfermedad de Crohn

Varias son las hipótesis de por qué se produce la enfermedad de Crohn:

- Factores hereditarios.
- Infecciones.
- Alteraciones dietéticas.
- Alteraciones del sistema inmunitario.
- Situaciones de estrés.

Colitis ulcerosa

Factores:

- Predisposición genética.
- Alteración del sistema inmunitario.

Ambas son consideradas enfermedades autoinmunes y, a pesar de la influencia de estos factores en su aparición, se desconoce la causa final que las origina.

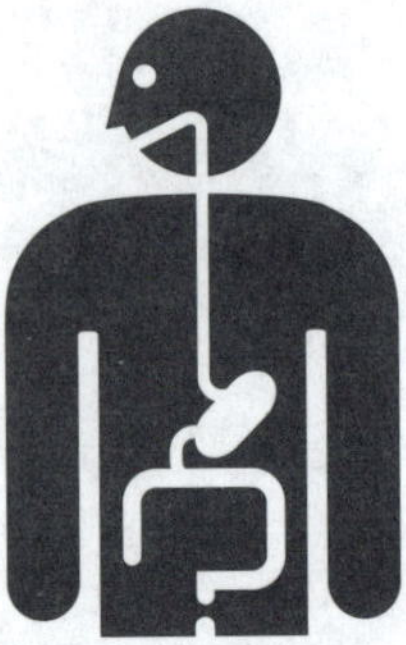

SÍNTOMAS

Enfermedad de Crohn

La mayoría de los casos se presentan antes de los 30 años. Produce:

- Dolor abdominal en forma de retortijón.
- Abdomen distendido.
- Diarrea crónica.
- Fiebre.
- Pérdida de peso.
- Pérdida del apetito.
- Mediante la palpación se puede apreciar un bulto en la zona baja del abdomen.
- Dolores articulares.
- Uveítis (inflamación de la úvea, una de las capas que forman el ojo).
- Aftas en la boca.
- Cálculos en la vesícula biliar.

Colitis ulcerosa

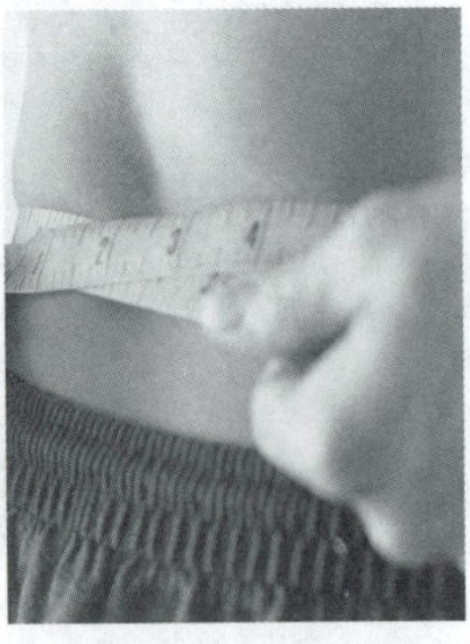

La enfermedad suele comenzar entre los 15 y los 30 años de edad. Produce:

- Diarrea.
- Fiebre.
- Dolor abdominal.
- Debilidad.
- Retortijones.
- Presencia de sangre y moco en las heces.
- Pérdida de las ganas de comer.
- Pérdida de peso.
- Evoluciona por brotes.

DIAGNÓSTICO

Enfermedad de Crohn

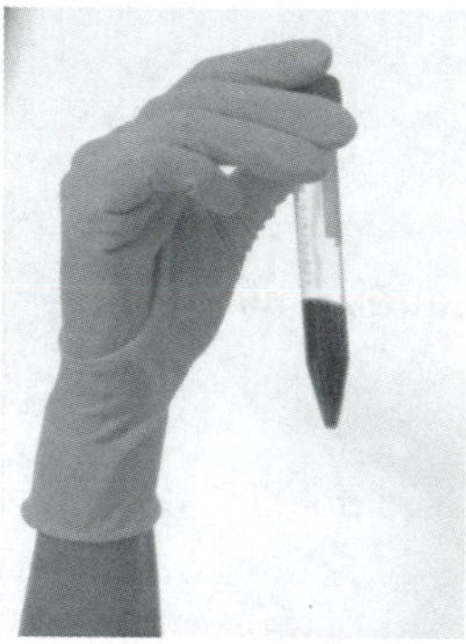

Se sospecha por la sintomatología. Para confirmar la enfermedad, hay que realizar distintas pruebas diagnósticas:

- Análisis de sangre, orina y heces.
- Radiografías con contraste (enema opaco).
- Colonoscopia (estudio del intestino grueso mediante un tubo flexible con una cámara de TV en el extremo que permite visualizar el colon).
- Biopsia (confirma el diagnóstico).
- TAC (delimita la extensión).

Colitis ulcerosa

Se sospecha por la sintomatología.

Se realizan las siguientes pruebas diagnósticas:

- Análisis de sangre, orina y heces.
- Sigmoidoscopia (estudio del colon sigmoide, mediante un tubo flexible con una cámara de TV en su extremo).
- Biopsia (confirma el diagnóstico).

TRATAMIENTO

TRATAMIENTO MÉDICO

Varios son los medicamentos utilizados en la enfermedad inflamatoria intestinal, todos encaminados a reducir y aliviar los síntomas, pero ninguno de ellos curativo, ya que son enfermedades autoinmunes.

TRATAMIENTO QUIRÚRGICO

Los tratamientos quirúrgicos quedan reservados para cuando el tratamiento médico fracasa y aparecen complicaciones como:

- Obstrucción intestinal.
- Abcesos.
- Fístulas.
- Hemorragias.

Consiste en hacer extirpaciones parciales (más o menos extensas) de fragmentos del colon.

NORMAS DIETÉTICAS GENERALES

- Se recomienda que las comidas no sean copiosas.
- Intente comer a la misma hora todos los días y no saltarse ninguna toma de alimentos.
- Se repartirán los alimentos entre 4 y 6 tomas a lo largo del día.
- Preferentemente, los alimentos deben ser bajos en contenido graso.
- Se debe aumentar el consumo de pescado.
- Dado el deterioro nutricional que se puede presentar en un momento determinado en estos pacientes, a veces es necesaria la utilización de preparados hiperproteicos y la administración de los nutrientes por vía enteral o parenteral (es decir, por medio de sonda nasogástrica o por vía intravenosa).
- En los pacientes afectados por enfermedad de Crohn que tengan estrechamientos en la luz del intestino se deben evitar los alimentos ricos en fibra para prevenir obstrucciones.
- Los pacientes con colitis ulcerosa deben aumentar el consumo de alimentos ricos en fibra para prevenir el estreñimiento.

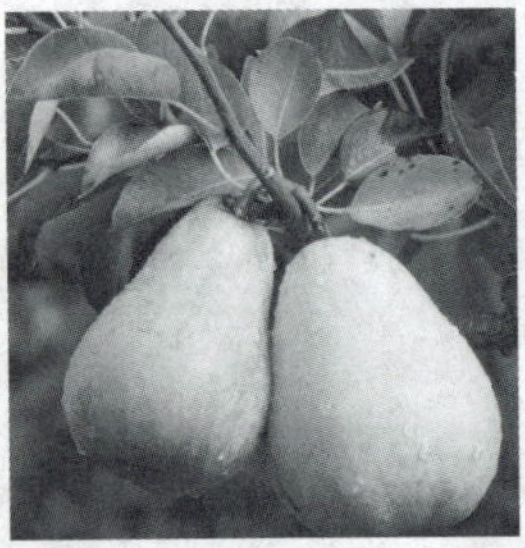

ALIMENTOS RICOS EN FIBRA

- Fruta
- Verduras
- Legumbres
- Hortalizas
- Frutos secos
- Cereales integrales

ENFERMEDAD CELIACA

DEFINICIÓN

La celiaquía o enfermedad celiaca es un trastorno hereditario, producto de una intolerancia alérgica a una proteína denominada «gluten». Esto da lugar a una alteración intestinal tal, que lleva a la persona que la padece a un estado de desnutrición.

CAUSA

La enfermedad celiaca se produce por una reacción alérgica a nivel del intestino delgado. El agente responsable es el **gluten**, proteína presente en varios cereales: centeno, avena, trigo, cebada.

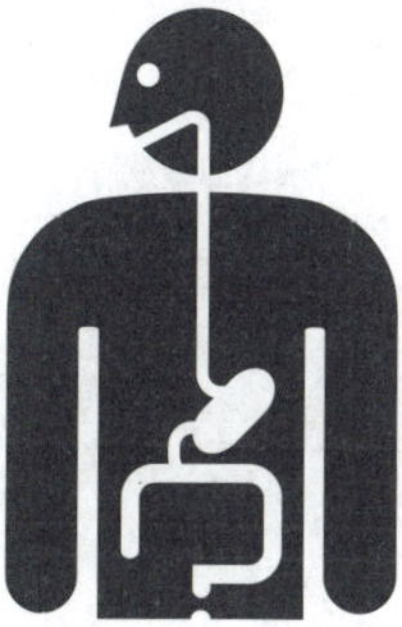

SÍNTOMAS

La enfermedad celiaca puede manifestarse a cualquier edad. Ahora bien, por lo general, las personas con intolerancia al gluten empiezan a sentirse mal desde la infancia, cuando en su alimentación se empiezan a incorporar alimentos como trigo, cebada, centeno y avena. Los síntomas más frecuentes son:

- Retraso en el crecimiento de los niños afectados.
- Presencia de heces voluminosas, casi sin color y de muy mal olor.
- Abdomen globuloso y doloroso.
- Aparición de anemia en los análisis de sangre.
- Presencia de edemas por el déficit de proteínas.
- Pérdida de peso.
- Dolores articulares.
- Sensación de hormigueo en brazos y piernas.

DIAGNÓSTICO

Se sospecha por los síntomas y los antecedentes familiares. Es necesario realizar análisis de sangre, orina y heces.

Sin embargo, para llegar a un diagnóstico certero de la enfermedad celiaca es necesario realizar una **biopsia de intestino delgado**. El resultado de ésta en los enfermos celiacos muestra una mucosa plana, sin vellosidades intestinales.

TRATAMIENTO

Se basa en la eliminación del gluten de la dieta. Una dieta correcta hace mejorar la salud de los celiacos y obtener una buena calidad de vida.

!

NORMAS DIETÉTICAS FUNDAMENTALES

Se deben **excluir para siempre** de la dieta de los enfermos celiacos todos los alimentos que contengan **gluten**:

- Trigo, cebada, centeno y avena
- Todos los productos que no lleven en su etiquetado la leyenda «Exento de gluten».
- Productos empanados ya preparados.
- Bebidas con cebada malteada.
- Sopas y salsas preparadas comercialmente.
- Verduras en conserva.
- Helados y toda la repostería comercial.
- Frutas en conserva o preparadas, que lleven componentes con gluten.

ALIMENTOS PERMITIDOS

- Maíz, arroz, almidón de trigo
- Soja, garbanzos, lentejas y judías
- Todas las verduras frescas
- Patata
- Todas las frutas
- Carnes
- Pescados
- Mariscos
- Huevos
- Leche, yogur, quesos
- Café, té, refrescos, bebidas carbónicas
- Vino
- Chocolate puro

¡¡ NORMA BÁSICA PARA LOS FAMILIARES Y ENFERMOS CELIACOS!!
Se debe leer escrupulosamente el etiquetado de todos los alimentos y ver clarísimamente que no contienen gluten.

HIPERTIROIDISMO E HIPOTIROIDISMO

DEFINICIÓN

Hipertiroidismo

Se produce cuando la glándula tiroides aumenta su función, dando lugar a una mayor concentración de hormona tiroidea circulante en sangre.

Hipotiroidismo

Se produce cuando la glándula tiroides disminuye su función, dando lugar a un menor nivel de hormona tiroidea circulante en la sangre.

CAUSAS

Hipertiroidismo

Éste puede deberse a:

- Reacciones inmunológicas, como la enfermedad de Graves-Basedow.
- Inflamaciones del tiroides (tiroiditis).
- Aparición de nódulos tóxicos (bocio) que son adenomas que crecen en el interior del tiroides. Un paciente puede tener un solo nódulo o varios. Cuando son múltiples hablamos de la enfermedad de Plummer.
- Tumores hipofisarios.
- Tratamientos con yodo.

Hipotiroidismo

Puede ser causado por:

- Tratamiento del hipertiroidismo con yodo radiactivo.
- Como efecto a largo plazo de las tiroiditis (tiroiditis de Hashimoto).
- Tratamiento quirúrgico del hipertiroidismo.
- Déficit de yodo en la dieta, dando lugar a un aumento del tamaño de la glándula (bocio hipotiroideo).
- Enfermedades hereditarias.
- Alteraciones del hipotálamo y la hipófisis que dan lugar a una mínima producción de hormona estimulante del tiroides (TSH).

SÍNTOMAS

Hipertiroidismo

Puede producir síntomas tan variados como:

- Nerviosismo, irritabilidad
- Escalofríos
- Temblor
- Sudoración profusa
- Piel húmeda
- Aumento de la frecuencia cardiaca (taquicardia)
- Elevación de la tensión arterial
- Pérdida de peso
- Ganas de comer frecuentemente
- Diarrea
- Ojos saltones (exoftalmos)
- Caída del cabello
- Uñas frágiles y quebradizas

Hipotiroidismo

Puede manifestarse con:

- Cara hinchada
- Voz ronca
- Lentitud al hablar
- Pulso lento o disminución de la frecuencia cardiaca (bradicardia)
- Estreñimiento
- Piel seca y escamosa
- Intolerancia al frío
- Aumento de peso
- Poco pelo, grueso y seco
- Tendencia a la depresión
- Párpados caídos
- Cejas sin pelo

DIAGNÓSTICO

Cuando se sospecha, por los síntomas, un hipertiroidismo o un hipotiroidismo, se realizan las siguientes pruebas:

En primer lugar un análisis de sangre en el que se incluyen los niveles de hormonas tiroideas (T_3, T_4) y de la hormona estimulante del tiroides (TSH). Si resultan alteradas, será preciso solicitar una gammagrafía tiroidea y una ecografía tiroidea para ver el estado de la glándula.

TRATAMIENTO

Hipertiroidismo:

- Utilización de medicamentos antitiroideos, que frenan la producción de la hormona tiroidea.
- Utilización de yodo radiactivo.
- Tratamiento quirúrgico (tiroidectomía, es decir, la extirpación total o parcial del tiroides).

Hipotiroidismo:

- Se trata con la administración exógena (en forma de medicamentos de la hormona tiroidea, necesaria para el normal funcionamiento del tiroides). Si el hipotiroidismo es producido por la extirpación del tiroides, esta medicación deberá tomarse toda la vida.

!

NORMAS DIETÉTICAS PARA UN CORRECTO FUNCIONAMIENTO DEL TIROIDES

- La alimentación pobre en yodo puede dar lugar a la aparición de un bocio hipotiroideo.
- Por el contrario, una dieta con exceso de yodo puede dar lugar tanto a un hipotiroidismo como a un hipertiroidismo.
- La mejor manera de prevenir el hipotiroidismo, en las zonas donde existe un déficit de yodo, es la utilización de la sal yodada.

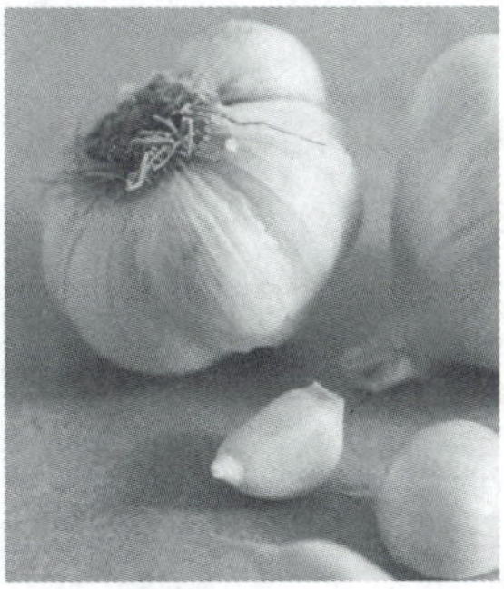

ALIMENTOS RICOS EN YODO

- Mariscos: almejas, berberechos, cigalas, langostinos, camarones, gambas, cangrejos, centollo, nécoras, langosta, bogavante, mejillones
- Hortalizas: ajo, cebolla, cebolleta
- Pescados: huevas frescas, sardinas, arenques, bacalao, mero, bacaladilla, salmón, lenguado
- Verduras: acelgas, judías verdes
- Frutas: piña

DECÁLOGO OTOÑO

01

Afronte la vuelta de las vacaciones con valentía, no piense en la rutina que le depara el nuevo curso escolar o laboral, sino en la cantidad de cosas bonitas que tiene por delante; así evitará la depresión postvacacional.

02

Es fundamental aumentar al máximo la ingesta de productos ricos en vitamina C, la mejor arma natural para prevenir gripes y catarros.

03

Póngase a punto con una revisión completa. Es un buen momento para saber cómo se encuentran esas medidas que hay que vigilar de cerca (tensión arterial, colesterol, ácido úrico, glucosa, etc.). Acuda a su médico y déjese aconsejar por él.

04

La vacunación antigripal se realiza en los primeros días de esta estación para asegurar su efectividad. Si se encuentra entre los grupos de riesgo, debe vacunarse sin dudarlo.

05

Con la llegada del frío y las infecciones respiratorias, aparecen las primeras fiebres. Nunca se abrigue ante un estado febril, a pesar de los escalofríos y la sensación de distermia, debe permanecer ligero de ropa para poder difundir el calor.

06

Para prevenir el estreñimiento es necesario caminar y movilizar el intestino, beber al menos 2 litros de agua al día y tomar alimentos con alto contenido en fibra.

07

No olvide realizar un ejercicio acorde con sus necesidades también en esta época del año. Muchas veces se pone como excusa el frío o la lluvia para autojustificarse, no lo haga, puede caminar abrigado bajo la lluvia.

08

Para prevenir la pérdida de calcio ósea (osteoporosis), debe realizar una ingesta suficiente de productos lácteos, con alto contenido en calcio; leche, queso, yogur, cuajada o requesón serán buenos aliados para fortalecer sus huesos y prevenir fracturas

09

Durante el otoño, su organismo es más proclive a la bajada de defensas y pueden aparecer enfermedades como el herpes Zóster u otras patologías víricas oportunistas... ¡Arme sus defensas!

10

Prepare una buena artillería para afrontar la estación más dura del año: el invierno. Estimule sus defensas con una dieta rica en vitaminas A, B, C y E y antioxidantes en la que no falten, de forma moderada: lípidos, proteínas y glúcidos para aprovechar su energía.

INVIERNO

La primera vez que estuve en Galicia, esa tierra mágica de meigas y duendes, leí unas letras en una pequeña baldosa que decían:

O caldiño quente saca
os marraos do inverno.

Pregunté el significado y me dijeron que era algo así:

El caldito caliente cura
los males del invierno.

¡Sabiduría popular, gastronomía popular, y medicina popular y ancestral! Esta pequeña frase resume casi toda la medicina relacionada con la estación invernal.

Enfermedades como: artrosis, lumbalgias, psoriasis, fibromialgias y un largo etcétera –que son más frecuentes en épocas de frío– encuentran un gran alivio con el calor, ese calor tan relacionado con uno de los cuatro elementos vitales, el fuego.

El fuego, origen del calor, tiene algo de mágico para la cultura celta, algo de hogar por su asociación con la lumbre familiar y mucho de bueno para la salud.

Reunámonos en torno al fuego de la vida para conjurar un hechizo de salud que nos invada a todos.

ARTROSIS

DEFINICIÓN

La artrosis consiste en la **degeneración** de los huesos y cartílagos que conforman una articulación.

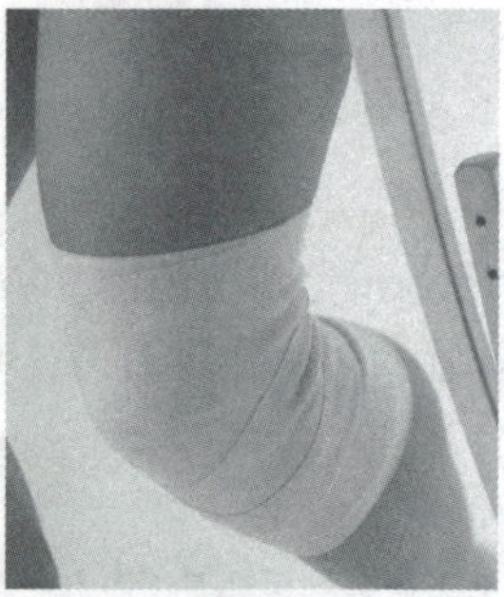

CAUSAS

Son varios los factores capaces de llegar a producir una degeneración articular:

- La edad. Existe un desgaste natural de las superficies articulares.
- El exceso de peso, la obesidad.
- Lesiones articulares como:
  - Fracturas.
  - Extirpación de menisco.
- Ejercicios físicos repetidos sobre la misma articulación, como es el caso de determinadas profesiones: futbolistas; tenistas; bailarines; obreros de la fundición o de la construcción, etc.

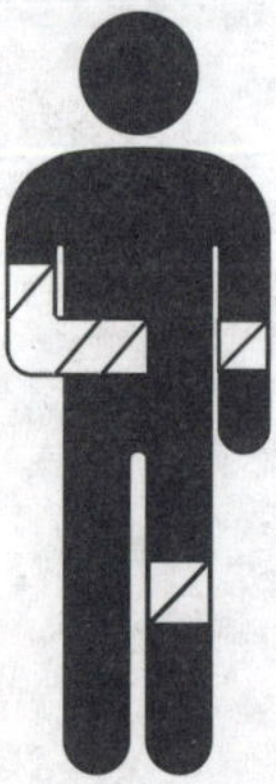

SÍNTOMAS

Raramente aparece antes de los 40 años. Produce:

- Dolor. Es más intenso por la mañana al levantarse de la cama, cuando se realizan los primeros movimientos, pero al cabo de un rato se suele mitigar.
- Pérdida de movilidad de la articulación.
- Crujidos articulares con los movimientos, sobre todo de la articulación de la rodilla.
- Deformación de las articulaciones, muy fácilmente visible en rodillas, manos y pies.

DIAGNÓSTICO

Se sospecha por los síntomas que presenta el enfermo. Se confirma por el estudio radiológico de las articulaciones afectadas.

TRATAMIENTO

MEDIDAS GENERALES

- Si tiene sobrepeso u obesidad, póngase manos a la obra y lea el capítulo de este libro sobre la obesidad, ¡hay que combatirla!
- Debe evitar coger pesos excesivos.
- Evite estar mucho tiempo de pie parado.
- Subir y bajar escaleras no es un buen ejercicio para el paciente con artrosis de cadera, rodilla o pie.
- El paciente artrósico debe utilizar sillas altas y con respaldo recto.
- El colchón debe ser firme, pero tampoco excesivamente rígido.
- Si está mucho tiempo sentado, debe levantarse y caminar un poco cada 30 minutos.
- Evite mantener el cuello flexionado durante largos periodos de tiempo, no es una postura correcta y puede agravar la artrosis cervical.

EJERCICIO

- Es importante realizar ejercicio, pero éste debe ser:
  - Suave.
  - Constante.
  - Que no provoque dolor.
  - De fácil realización.
- La **natación es el deporte más adecuado** para todo paciente con artrosis.
- El paseo debe ser limitado para las personas con artrosis de rodilla y cadera. Para estos casos es más efectiva la bicicleta estática.

TRATAMIENTO MÉDICO

- Según la localización, la gravedad y el tipo de pacientes afectados de artrosis, se usan varios grupos farmacológicos:
  - Analgésicos.
  - Antiinflamatorios no esteroideos (AINES).
  - Sulfato de glucosamina.
  - Inhibidores selectivos de la cicloxigenasa-2.
  - Corticoides.
- Estos y otros medicamentos sirven para aliviar la sintomatología y, en cierta medida, frenar la evolución de la artrosis. Ahora bien, el tratamiento debe ser siempre prescrito y supervisado por un médico.

La fisioterapia y los tratamientos basados en la aplicación de calor local no deben faltar en el tratamiento integral de un paciente artrósico.

TRATAMIENTO QUIRÚRGICO

- Cuando un paciente artrósico ve gravemente disminuida su calidad de vida por el dolor o la incapacidad funcional, la cirugía es una solución. La implantación de prótesis, tanto de cadera como de rodilla, mejora la movilidad de la articulación y disminuye la intensidad del dolor.
- Supone un gran alivio para estos pacientes, en los casos más graves, recuperar la capacidad de desarrollar sus actividades de la vida diaria.

ARTRITIS REUMATOIDE

DEFINICIÓN

Hablamos de artritis, en general, cuando se produce una inflamación de cualquiera de las articulaciones de nuestro cuerpo y le añadimos el calificativo de reumatoide, cuando la inflamación es producto de una enfermedad autoinmune.

CAUSAS

Se acepta mundialmente que la artritis reumatoide es una enfermedad autoinmune, es decir, producida por anticuerpos que no reconocen como propios los tejidos articulares. Son varios los factores que predisponen a la aparición de la enfermedad:

- Infecciones.
- Ciertos estados emocionales.
- Accidentes.
- Alergias.
- Clima.
- Herencia.
- Determinadas alteraciones metabólicas.

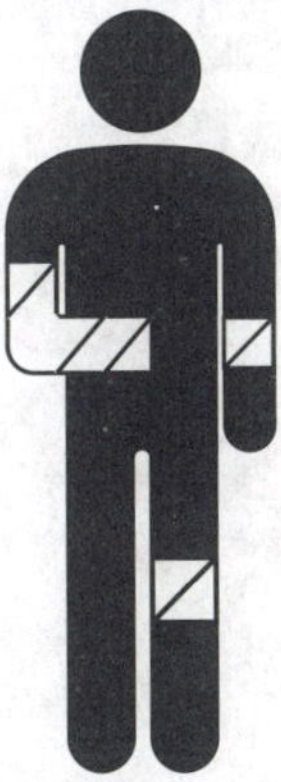

SÍNTOMAS

- La artritis reumatoide es más frecuente en la mujer que en el hombre, en una relación de 3 a 1.
- Se puede presentar a cualquier edad, pero es más frecuente entre los 25 y 50 años.
- Produce rigidez articular sobre todo por las mañanas, que dura más de una hora.
- Inflamación de pequeñas articulaciones como los dedos de las manos, los dedos de los pies, los codos, los tobillos o las muñecas.
- Con frecuencia, la inflamación se da en articulaciones simétricas, en las dos manos, en los dos pies, etc.
- Cansancio.

- Dolor articular al levantarse de la cama o tras largos periodos de inactividad.
- Fiebre.
- Inflamación de los vasos sanguíneos (vasculitis).

DIAGNÓSTICO

Se sospecha por la sintomatología, es necesario confirmarlo con:
- Análisis de sangre, con estudio de anticuerpos (factor reumatoide).
- Estudio del líquido sinovial.
- Biopsia del tejido sinovial.

TRATAMIENTO

FARMACOLÓGICO. Se emplean fármacos como:
- Antiinflamatorios no esteroideos (AINES).
- Corticoides.
- Preparados de sales de oro.
- Penicilamina.
- Sulfasalazina.
- Inmunosupresores: metotrexato, azatioprina, ciclofosfamida.

EJERCICIO
- El ejercicio suave reduce la rigidez de las articulaciones afectadas, pero nunca debe realizarse hasta producir fatiga. El ejercicio realizado en la piscina es beneficioso. Sin embargo, cuando se produce un brote agudo de la enfermedad, es conveniente el reposo articular, hasta que el brote ceda.

TRATAMIENTO QUIRÚRGICO
- Consiste en la sustitución de la articulación de la cadera o la rodilla por una prótesis.
- La cirugía se debe considerar únicamente cuando la calidad de vida del paciente se ha reducido de forma ostensible.
- Para el paciente con artritis reumatoide –cuando tiene un brote agudo– las actividades cotidianas tan simples como: escribir, cortar papel o utilizar el cuchillo y el tenedor resultan muy dificultosas. En las tiendas de ortopedia, se venden aparatos especialmente diseñados para hacer viable la realización de estas sencillas tareas.

NORMAS NUTRICIONALES PARA EL PACIENTE CON ARTRITIS REUMATOIDE

- La toma de ácidos grasos poliinsaturados alivia el proceso inflamatorio, por lo tanto, se recomienda que en la dieta del paciente con artritis reumatoide se aumente el consumo de pescado.

- La dieta del artrítico debe ser rica en alimentos que contengan:

- Vitaminas: A, B_2, C, D, E y ácido fólico.

- Minerales: calcio, zinc, manganeso, cobre y selenio.

- Se debe reducir la ingesta de carnes rojas.

ALIMENTOS RICOS EN VITAMINAS, A, B_2, C, D, E y ÁCIDO FÓLICO

- Aceite de hígado de bacalao
- Leche
- Mantequilla
- Huevos
- Cereales
- Vegetales verdes
- Pescado
- Frutas
- Carnes blancas

ALIMENTOS RICOS EN:

CALCIO
- Leches y derivados
- La espina de los pescados pequeños consumidos enteros

COBRE
- Mariscos
- Frutos secos
- Cereales integrales
- Legumbres

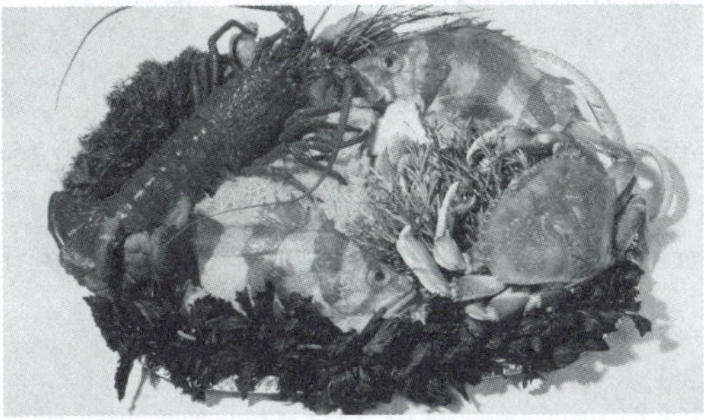

MANGANESO
- Frutos secos
- Cereales integrales

ZINC
- Mariscos
- Vísceras

SELENIO
- Carnes
- Vegetales

DOLOR DE ESPALDA

DEFINICIÓN
Podemos definir como dolor de espalda a todo dolor originado en la zona dorsal y lumbar de nuestra columna vertebral. El 80 % de las personas adultas llegan a tener dolor de espalda a lo largo de su vida.

CAUSAS

Son muy variadas:

- Enfermedades deformantes: escoliosis y cifosis marcadas.
- Desplazamientos de los discos intervertebrales: hernia discal.
- Inflamación y contractura muscular.
- Procesos tumorales o vasculares.

SÍNTOMAS

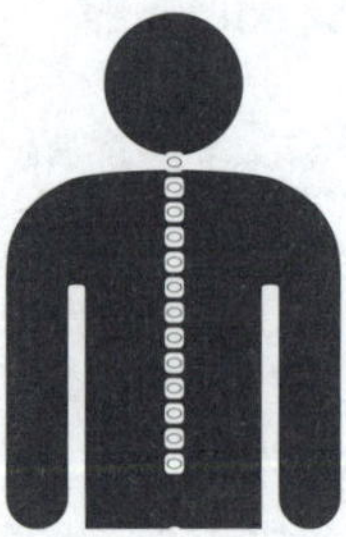

- Dolor de intensidad variable, en relación directa con la personalidad de cada individuo. Se manifiesta a lo largo de la columna vertebral, tanto en reposo como en movimiento.
- Inflamación muscular.
- Dificultad para realizar movimientos.
- El dolor puede desplazarse, desde la columna hacia las extremidades inferiores, llegando hasta el dedo gordo del pie; es lo que se conoce como **ciática o dolor lumbociático**, que es la manifestación de la irritación e inflamación del nervio ciático.

DIAGNÓSTICO

Se realiza a través de la historia clínica. Es preciso hacer una exploración física meticulosa.

Para conocer la causa que provoca el dolor de espalda pueden usarse distintos métodos diagnósticos:

- Estudio radiológico.
- Resonancia magnética nuclear.

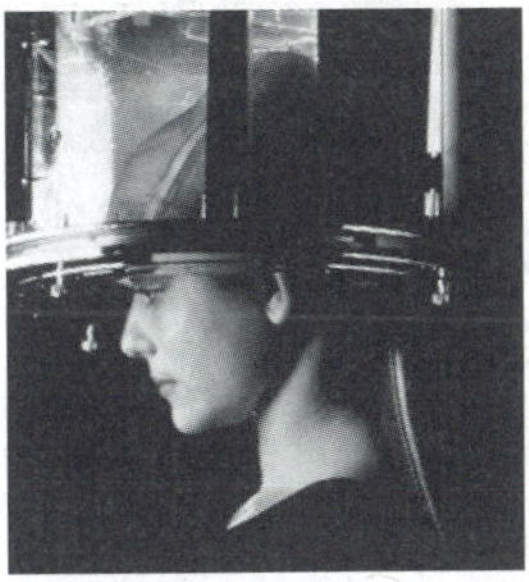

- TAC (tomografía axial computerizada).
- Mielografía.
- Gammagrafía ósea.
- Electromiograma.

Salvo el estudio radiológico, que es una prueba de rutina, el resto se piden cuando el médico lo cree oportuno, ante la sospecha de una **enfermedad tumoral o vascular** y para realizar un diagnóstico concreto de la causa responsable del dolor dorso-lumbar o dolor de espalda.

!

¿CÓMO PREVENIR LOS DOLORES DE ESPALDA?

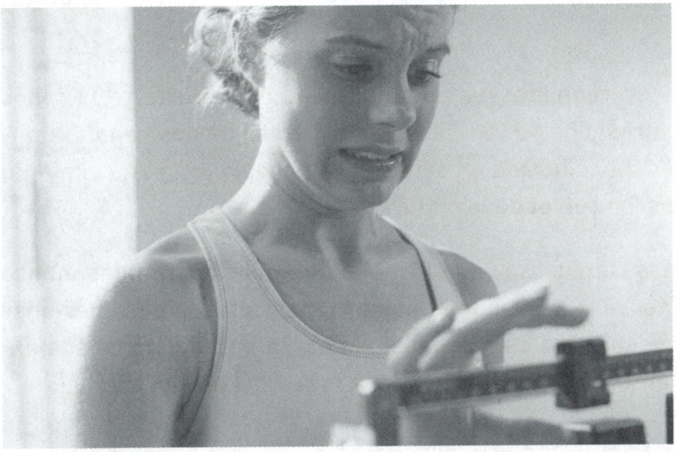

- Es muy importante disminuir la carga que soporta la columna, por lo tanto aquellas personas con sobrepeso u obesidad deben adelgazar.
- Realizar correctamente los movimientos cotidianos de la columna vertebral disminuye sensiblemente la carga que tiene que soportar la columna. Es fundamental aprender técnicas básicas de higiene postural.
- Se deben aprender ejercicios físicos que mantengan sanos y fuertes nuestros músculos.

NORMAS DE HIGIENE POSTURAL

- CUANDO SE REALIZAN LAS LABORES COTIDIANAS DE LA CASA:
  - Para pasar la aspiradora. Realice la labor de aspirado con la columna recta, vertical, con la pierna más avanzada ligeramente flexionada.
  - Para barrer y fregar el suelo. Al igual que para aspirar, la columna debe estar recta, vertical; por lo tanto la longitud de la escoba o fregona debe ser tal que no precise la inclinación de la columna. Haga el movimiento con los brazos, y no con la cintura, y friegue o barra lo más cerca posible de los pies.
  - Para planchar. La altura de la tabla de planchar, debe llegar a la altura del ombligo. Utilice un reposa pies, para mantener un pie en alto y cada 5 minutos cambie de pie. No olvide mantener la columna recta.
  - Para utilizar el fregadero. La columna debe estar recta y los codos flexionados alrededor de 90º. Si su fregadero es de dos senos, cuando cambie los utensilios de un seno al otro, hágalo con el movimiento de sus brazos, no con el de la cintura.
  - Para hacer las camas. Hay que flexionar siempre las rodillas, nunca la columna vertebral. Busque la postura más cómoda para flexionar las rodillas. Si la cama está pegada a la pared por alguno de sus extremos, sepárela antes de hacerla para rodearla con facilidad.
- CUANDO SE CARGA PESO:
  - El objeto a cargar debe estar lo más cerca posible de los pies y éstos ligeramente separados. Flexione las rodillas y mantenga la espalda recta y la cabeza levantada. Agarre el bulto con los brazos manteniéndolos lo más cerca posible del cuerpo. Levántese estirando las piernas con la espalda recta o ligeramente flexionada hacia atrás.

TRABAJAR DE PIE

MAL BIEN

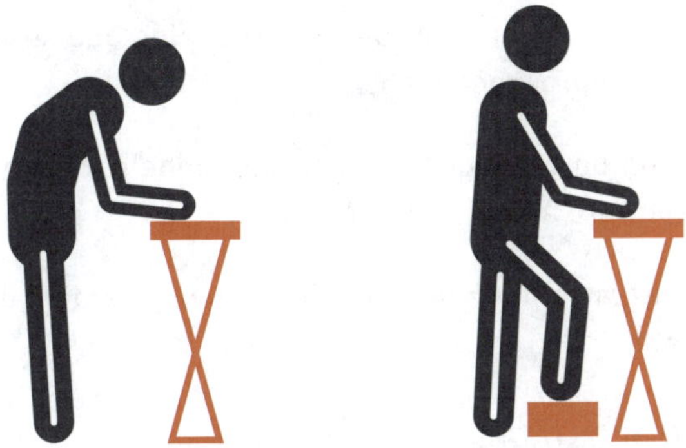

LEVANTAR OBJETOS

MAL BIEN

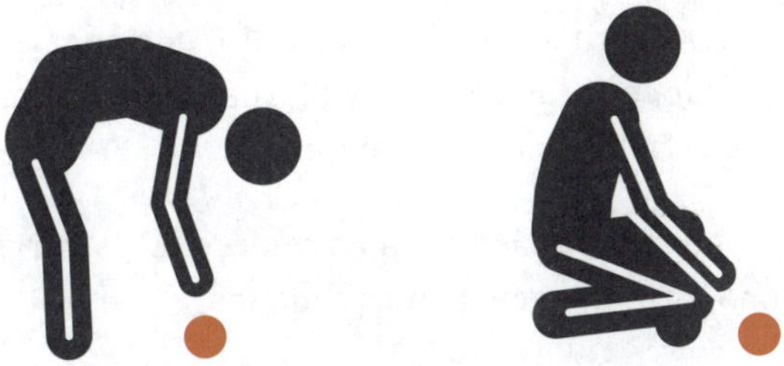

CARGAR OBJETOS PESADOS

MAL BIEN

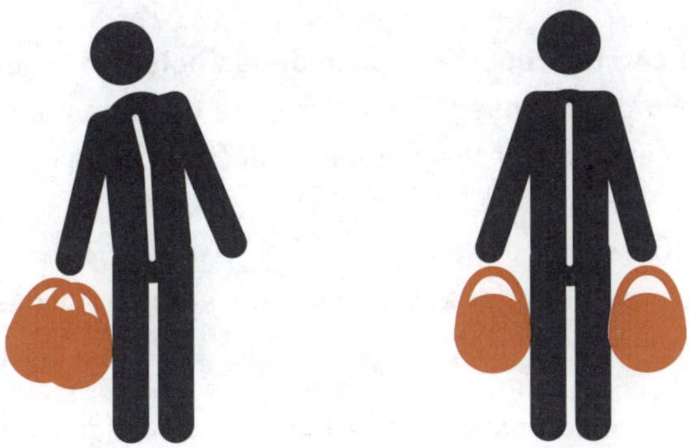

- **PARA ESTAR SENTADO:**
  - La silla debe tener una altura que nos permita tener los pies apoyados en el suelo.
  - La columna debe estar apoyada en el respaldo que será recto, anatómico y no muy duro, confortable.
  - Si trabaja con un ordenador, la pantalla debe estar de frente, nunca lateral, y siempre a la altura de los ojos.
  - No permanezca sentado más de 45 minutos y cambie de postura frecuentemente.

- **PARA ESTAR ACOSTADO:**
  - La almohada debe tener un tamaño que permita mantener alineada la columna cervical con la dorsal, es decir, la cabeza no debe estar ni caída ni elevada.
  - La mejor postura para dormir es la «fetal», que consiste en apoyarse sobre un costado, con las caderas y piernas flexionadas. Es la postura que adopta el bebé en el seno materno.
  - El colchón debe ser mullido para adaptarse a las curvas fisiológicas de la columna, firme y recto (sin oquedades).

- **PARA HACER LA COMPRA:**
  - Para el transporte de la compra es conveniente utilizar un carrito. Debe llevarlo delante para empujarlo, ya que si lo lleva detrás le obligará a realizar giros bruscos.
  - Si no utiliza carrito, reparta el peso de las bolsas de tal manera que sea equitativo para conseguir mantener la espalda equilibrada y recuerde cómo debe coger los paquetes del suelo.

- **PARA CONDUCIR:**
  - Cuando entre o salga del automóvil, gire ambas piernas, en vez de rotar el tronco.
  - Utilice una almohada para la zona lumbar, amortiguará las vibraciones del motor y su espalda descansará.

TRABAJAR SENTADO

MAL

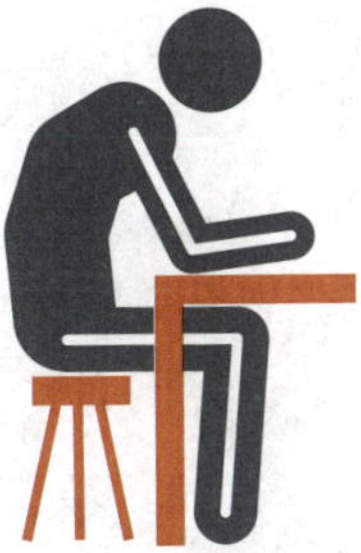

BIEN

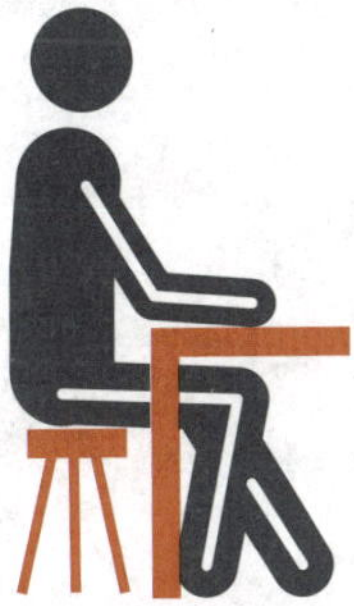

TRASLADAR OBJETOS

MAL

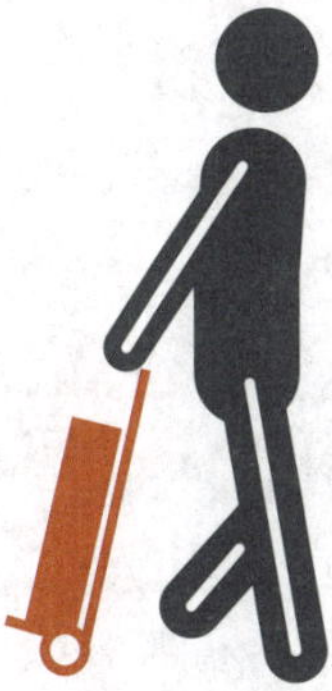

BIEN

ACOSTADO EN LA CAMA

MAL

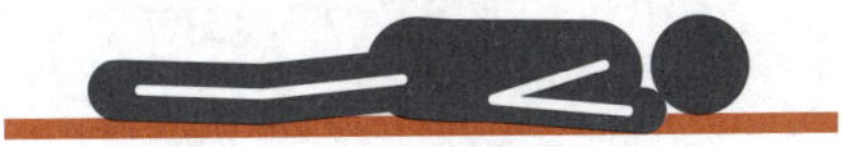

BIEN

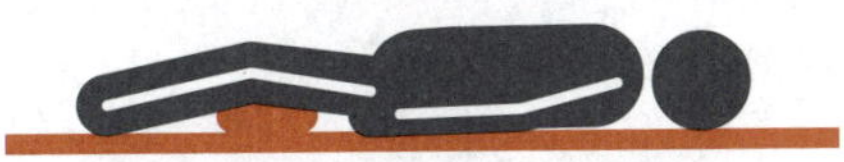

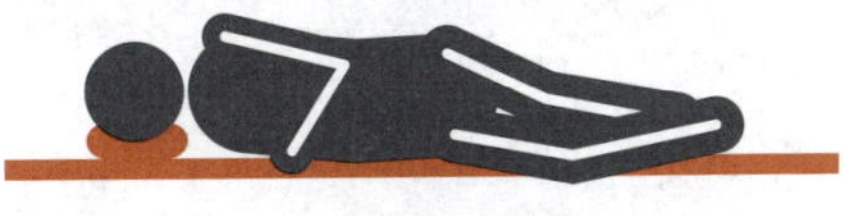

TRATAMIENTO

Se basa en 3 aspectos:

TRATAMIENTO FARMACOLÓGICO

Se usan fármacos como:

- Antiinflamatorios.
- Relajantes musculares.
- Calmantes o analgésicos.

FISIOTERAPIA Y/O REHABILITACIÓN

La intervención de un fisioterapeuta para realizar **manipulaciones vertebrales o masajes** puede ser beneficiosa. También lo son los ejercicios de rehabilitación para conseguir una buena musculación dorso-lumbar.

TRATAMIENTO QUIRÚRGICO

Por ejemplo, en el caso de las hernias discales. Sólo el 5 por ciento de los pacientes reúnen los requisitos esenciales que requiere la cirugía. Se emplea en circunstancias muy concretas.

UNIDADES DE TRATAMIENTO DEL DOLOR

Cuando el dolor no se resuelve con los tratamientos habituales, es conveniente derivar al paciente a una **unidad del dolor**. En estas unidades se pautan tratamientos encaminados a controlar, mitigar o hacer desaparecer el dolor, con lo cual mejora notablemente la calidad de vida del paciente.

GOTA

DEFINICIÓN

Es una inflamación repentina y muy dolorosa de las articulaciones -preferentemente, la del primer dedo del pie- como consecuencia de la acumulación de cristales de ácido úrico. Esta acumulación se debe a unos niveles anormalmente elevados de **ácido úrico en la sangre** (hiperuricemia).

CAUSAS

- Puede deberse a una alimentación desequilibrada, en la que la ingesta de **proteínas** es muy elevada. Otras causas son:
- Una alteración genética que hace que la eliminación y producción de ácido úrico esté alterada.
- Idiopática o de causa desconocida.
- Estrés.
- Abuso de la ingesta de alcohol.
- El uso de determinados medicamentos, como los diuréticos.
- Realización de ejercicio intenso.

SÍNTOMAS

Origina:

- Dolor de aparición repentina, de una o varias articulaciones. Se agudiza por la noche y se hace tan intenso, que el simple roce de la sábana se vuelve insoportable.
- Inflamación de la articulación y de la piel que la rodea, que se torna de color rojo.
- La articulación más afectada es la base del primer dedo (dedo gordo) del pie (podagra), pero también se asienta en tobillos, muñecas y codos, de forma frecuente.
- Fiebre y escalofríos.

- Descamación de la piel de la articulación afectada.
- Malestar general.
- Acumulación de cristales de urato debajo de la piel (tofos) de las articulaciones afectadas.
- Cálculos renales de ácido úrico.
- En los casos crónicos, se produce una afectación tal de la articulación, que limita de forma evidente los movimientos articulares.

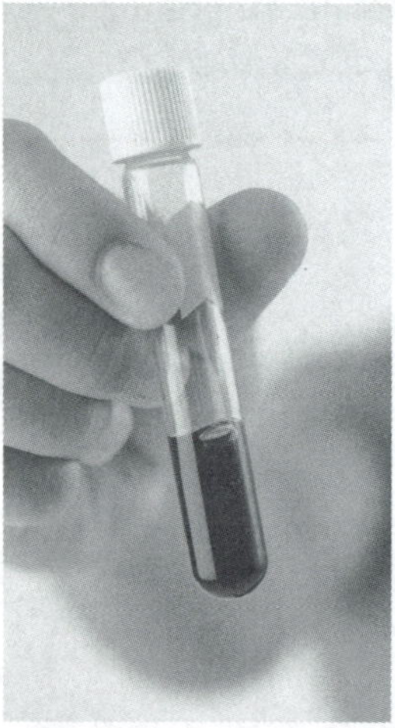

DIAGNÓSTICO

Se realiza a través de la historia clínica. Es preciso confirmarlo con:

- Análisis de sangre y orina. Se pueden observar valores elevados de ácido úrico en sangre, aunque en los ataques agudos suele estar normal. Se consideran valores normales de ácido úrico en sangre, cuando éstos oscilan entre 3 y 7 mg/dl.
- En ocasiones se realiza la extracción de los cristales por succión con aguja en la articulación, para su posterior estudio con un microscopio de luz polarizada.

TRATAMIENTO

Tratamiento del ataque agudo de gota

Se trata con medicamentos como:

- Colchicina.
- Antiinflamatorios del tipo de la indometacina o el ibuprofeno.
- Corticoides.
- Analgésicos.

A veces es necesario inmovilizar la articulación para aliviar el dolor.

Tratamiento de los pacientes crónicos

Para evitar los ataques agudos se utilizan:

- Colchicina a dosis bajas.
- Antiinflamatorios no esteroideos (AINES).
- Alopurinol.

NORMAS DIETÉTICAS PARA LOS PACIENTES CON EL ÁCIDO ÚRICO ELEVADO

Una dieta adecuada previene la acumulación de cristales de ácido úrico en las articulaciones.
Deben quedar claros varios conceptos:

- La obesidad es un factor de riesgo para la aparición de la gota.

- Los niveles de ácido úrico se elevan en sangre, tanto por comidas muy copiosas, como por dietas adelgazantes incontroladas (dietas hiperproteicas) o por el mal uso de los diuréticos (fármacos que se usan para forzar la diuresis).

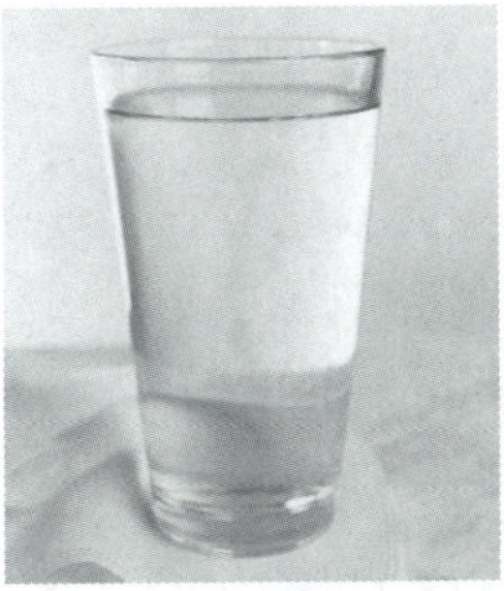

- Debe beber agua de forma abundante para evitar la formación de cálculos de ácido úrico que se alojan en el riñón.

- No puede tomar alcohol, pero tampoco cerveza sin alcohol, ya que ésta es muy rica en purinas, de cuyo metabolismo es producto el ácido úrico.

- Sí se pueden tomar chocolate, café o té.

- Hay que reducir el consumo de alimentos ricos en purinas tales como:

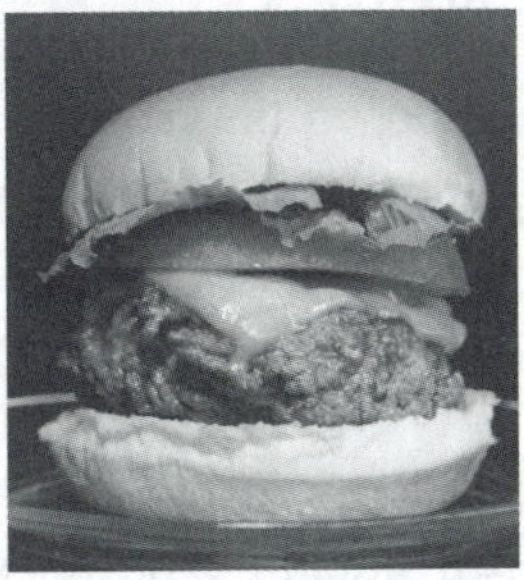

- Vísceras
- Caza mayor
- Levadura
- Pescados grasos (azules)
- Carnes rojas
- Conservas de pescado
- Ahumados
- Marisco

FIBROMIALGIA

DEFINICIÓN

Se trata de un síndrome caracterizado por la aparición de dolores muy molestos y rigidez de estructuras anatómicas tales como: músculos, tendones y ligamentos.

CAUSAS

En la actualidad no se conoce la causa, pero sí se sabe que hay circunstancias que pueden desencadenar la fibromialgia como:

- Sueño irregular no reparador.
- Estrés.
- Accidentes.
- Clima frío y húmedo.
- Enfermedades infecciosas.
- Enfermedades autoinmunes, como la artritis reumatoide.

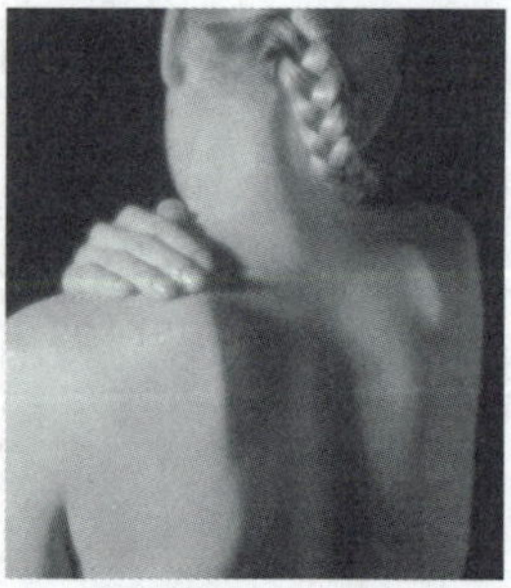

SÍNTOMAS

Son bastante inespecíficos:

- Rigidez y dolores generalizados que pueden aparecer de forma repentina o progresivamente.
- El dolor empeora con el cansancio, el esfuerzo y la sobrecarga muscular y aumenta a la presión.
- Los músculos más doloridos suelen ser los del cuello, tórax, muslos, espalda y hombros.

DIAGNÓSTICO

Se orienta con una concienzuda historia clínica, descartando otras enfermedades.

Hoy día existe un **protocolo médico** que especifica los síntomas y las características de los mismos que debe reunir un paciente para ser diagnosticado de fibromialgia.

Para hacer un diagnóstico diferencial con otras enfermedades, se deben realizar pruebas complementarias como:

- Análisis de sangre y orina.
- Radiografías.
- Electromiogramas.
- Biopsias musculares.
- RMN (resonancia magnética nuclear).
- TAC (tomografía axial computarizada).

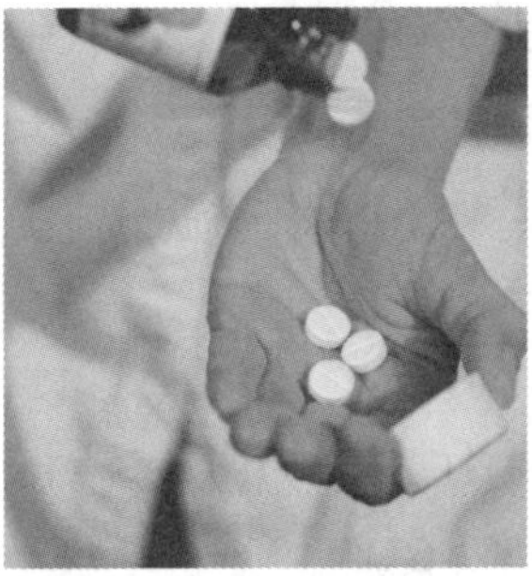

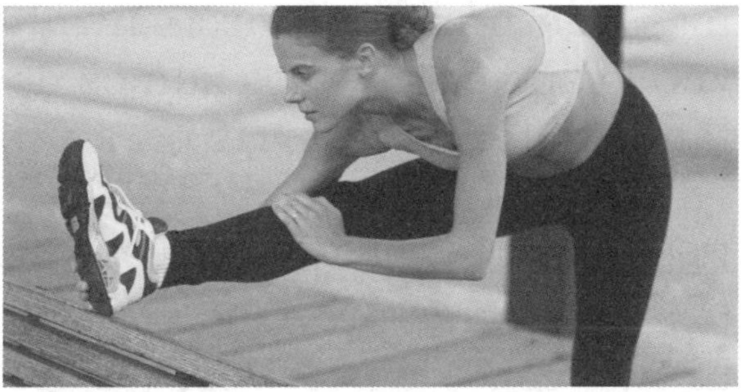

TRATAMIENTO

Se instaura en varios frentes:

TRATAMIENTO FARMACOLÓGICO:

Encargado de aliviar el dolor y la rigidez muscular:

- Miorrelajantes o relajantes musculares.
- Antidepresivos en dosis bajas.
- Analgésicos.
- El acidoacetilsalicílico (Aspirina) y los aines no se han mostrado eficaces en el tratamiento de la fibromialgia.

EJERCICIO:

- El ejercicio suave, así como los estiramientos y acondicionamientos musculares realizados por un fisioterapeuta se han mostrado eficaces.
- Como normas generales se debe tener en cuenta que:
  - La aplicación de calor local en las zonas doloridas mejora la sintomatología.
  - Los masajes relajantes realizados por profesionales son de gran ayuda.
  - Se debe evitar el frío ya que empeora la sintomatología de la fibromialgia.

DECÁLOGO INVIERNO

01 Con la llegada del invierno, el frío accede a su máxima expresión y se busca el calor. No caiga en la trampa, el alcohol no calienta el cuerpo. Ahora más que nunca, es necesario beber esa agua que «no le apetece» y esos zumos de frutas ricos en vitaminas tan necesarias para prevenir infecciones.

02 Está demostrado que la ingesta abundante de frutas y verduras previene y mejora enfermedades de la piel –como la psoriasis–. Es preciso cuidar la piel también en este tiempo, ya que al estar cubierta por ropa de abrigo se oxigena con más dificultad.

03 Las comidas invernales suelen ser más ricas en grasas, más copiosas y con mayor cantidad de sal. Vigile su peso y su tensión arterial y coma con cordura sólo aquello que pueda comer.

04 En cualquier época del año, dos cucharadas soperas de aceite de oliva al día son ideales para su organismo, no aumente esta cantidad para combatir el frío.

05 Las enfermedades más ligadas a las bajas temperaturas son las relacionadas con los huesos (artrosis, artritis, reúma); en invierno empeoran y producen más dolor. Recuerde que el calor seco aplicado de forma local puede ser beneficioso, pero cuidado con las quemaduras.

06

Uno de los mayores problemas que puede asociarse a las enfermedades óseas es el sobrepeso, ya que fuerza a sus huesos dañados a soportar una carga para la que no están diseñados... ¡pierda peso y evitará dolores!

07

¡No se automedique!, un simple antiinflamatorio mal empleado puede producirle una úlcera gástrica o una hemorragia digestiva. Consulte siempre con su médico antes de emprender un nuevo tratamiento.

08

La grasa del pescado, rica en ácidos grasos Omega-3, es un magnífico antiinflamatorio natural y además le ayuda a mantener a raya sus cifras de colesterol. Consuma pescado de forma habitual.

09

No debe abandonar el ejercicio en invierno, pero debe tomar precauciones especiales ante lluvias y heladas. Basta un calzado cómodo, ligero y con suela antideslizante para evitar las caídas que podrían tener graves consecuencias. Y sobre todo camine con cuidado.

10

Las infecciones respiratorias (gripe, bronquitis, neumonía) son más frecuentes en la época invernal, acuda a su médico cuando aparezcan los primeros síntomas para evitar complicaciones y aumente la ingesta de agua (buen mucolítico) y de cítricos, muy ricos en vitamina C.

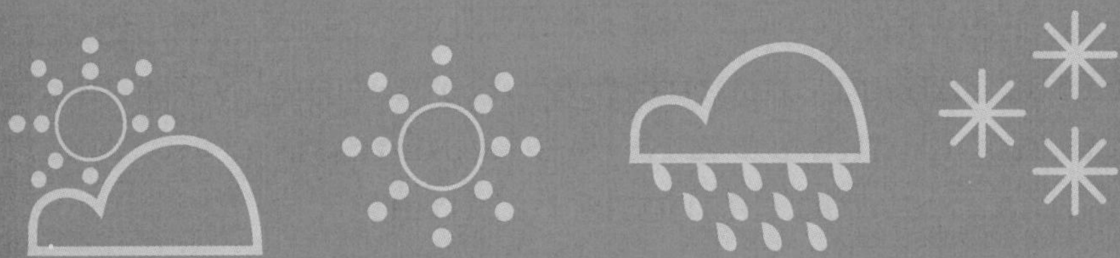

CONSEJOS PARA TODO EL AÑO

10 CONSEJOS PARA UNA DIETA SANA

Una dieta sana es aquella en la que no falta ninguno de los principios necesarios para la vida del hombre: proteínas, hidratos de carbono, grasas, vitaminas, minerales y agua.

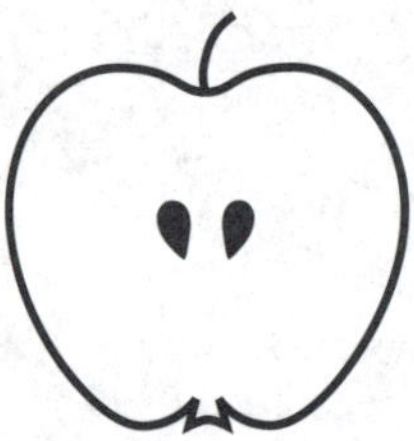

NORMAS BÁSICAS DE UNA DIETA SANA

- Es fundamental que la dieta sea variada.
- Debe ser individualizada. Es decir, si «comer es un placer», tome aquellos alimentos que más le agraden.
- Reduzca el consumo de grasas animales, exceptuando las del pescado, que se debe incrementar hasta 4 veces en semana.
- Hay que consumir azúcares de forma moderada.
- Utilice preferentemente aceite de oliva.
- Se debe consumir a diario:
  - Leche, yogur y queso no graso.
  - Frutas, verduras y hortalizas.
  - Arroz, pasta, pan, cereales y patatas.

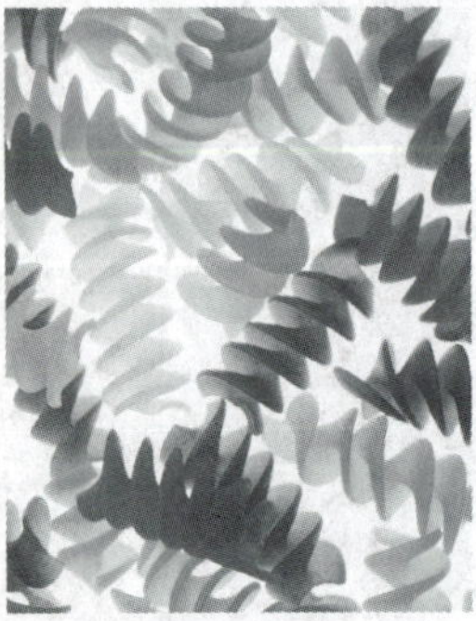

- Restrinja al máximo el consumo de alcohol. Se acepta la toma de 1 o 2 copas de vino al día en el adulto.
- Beba entre 1,5 y 2 l de agua al día. El resto, hasta los 2,5 l precisos, lo proporcionan los alimentos ingeridos.
- Realice 5 tomas de alimentos a lo largo del día:
  - **Desayuno**: Es una toma de alimentos importante que no debemos saltarnos para tener la energía necesaria y afrontar el trabajo de la mañana.

- **Media mañana.**
- **Comida.**
- **Media tarde.**
- **Cena** (que debe ser ligera).

- Siéntese a comer (no lo haga de pie, como un trámite) y mastique bien y despacio. Esto ayuda a que se produzca una buena salivación. No olvide que una buena dieta y digestión, en resumen una buena alimentación, comienza en la boca.

! CÓMO DISTRIBUIR LOS ALIMENTOS A LO LARGO DEL MES

- Alimentos que se deben tomar pocas veces al mes:
  - Quesos grasos
  - Carnes grasas y derivados
  - Pastelería, heladería y bollería

- Alimentos que se deben tomar 3 veces en semana:
  - Legumbres
  - Carnes magras
  - Pollo
  - Huevos
  - Pescado

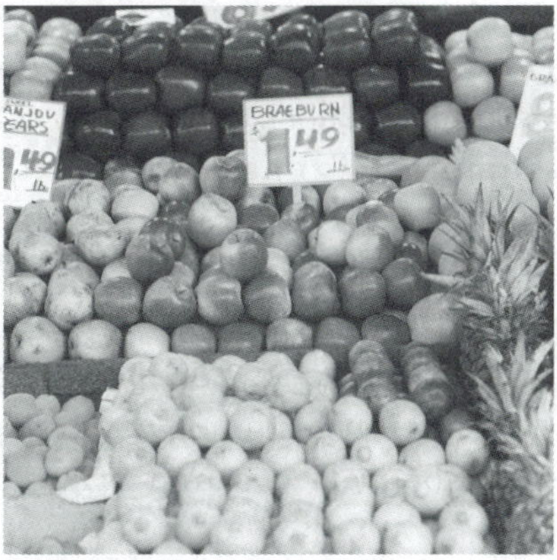

- Alimentos que se deben tomar a diario:
  - 2 cucharadas de aceite de oliva
  - Leche, yogur, queso no graso
  - Verduras, hortalizas y frutas
  - Pan, arroz, cereales y patatas

VÉRTIGO

DEFINICIÓN

Seguro que alguna vez ha tenido la extraña sensación de que todo gira de una manera muy rápida a su alrededor o que es usted quien está girando alrededor de los objetos sin poder controlar la situación, llegando incluso a perder el equilibrio. Pues bien, a esta alteración se le denomina vértigo.

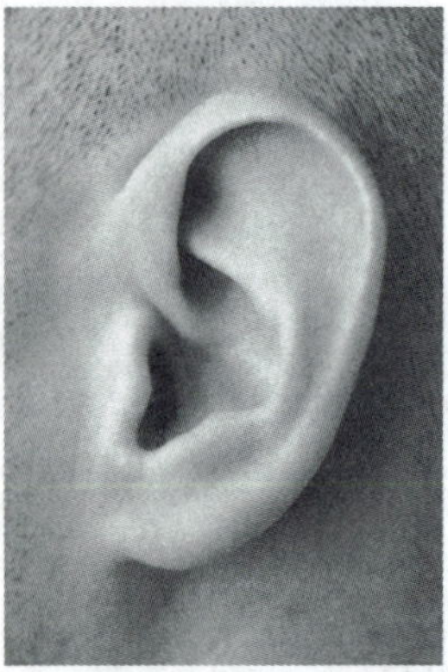

CAUSAS

Muchas y muy variadas son las causas que pueden llevar a una persona a padecer un vértigo; desde una afectación del sistema nervioso central (cerebro, corteza cerebral, médula espinal), del sistema nervioso periférico (VII par craneal o terminaciones nerviosas), hasta una afectación de la vista (núcleos óculo-motores) o alteraciones del oído (laberinto), sin olvidarnos de los denominados **vértigos cervicales**, por alteración de los músculos, articulaciones y arterias que se localizan en el cuello. Todas estas estructuras pueden verse afectadas por infecciones (otitis, meningitis, encefalitis), traumatismos, trastornos circulatorios (arteriosclerosis), intoxicaciones (alcohol, tabaco) o enfermedades tumorales, tanto benignas como malignas, y el vértigo podría ser un síntoma de cualquiera de estos procesos.

También hay que hablar de los vértigos originados por una alteración psíquica, como pueden ser un estado depresivo o una crisis de ansiedad.

Hemos podido observar que son múltiples las causas que hacen que un paciente sienta vértigo, por ello, es obligatorio acudir al médico para que éste, después de realizar la historia clínica, llegue al diagnóstico preciso para poner un tratamiento adecuado. Para ello necesitará una serie de exploraciones complementarias que van desde una analítica de sangre o una exploración otoneurológica hasta un estudio radiológico y la realización de un TAC, RMN o Doppler, si es necesario.

PRUEBAS DE DIAGNÓSTICO

TAC= Tomografía axial computarizada
RMN= Resonancia magnética nuclear
Doppler= Estudio por ultrasonidos

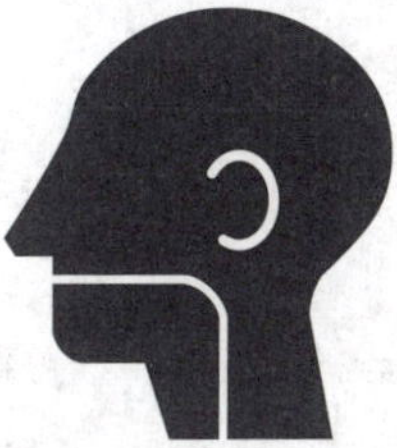

SÍNTOMAS

El síntoma principal es una sensación no controlada de movimiento de los objetos que aparece de forma brusca y va acompañada, a veces, de una pérdida de audición (sordera) o de la presencia de pitidos o ruidos (acúfenos). Con frecuencia se asocia la aparición de náuseas, vómitos y sudoración, así como la imposibilidad de caminar en línea recta por pérdida de equilibrio.

TRATAMIENTO

Va a depender de la causa que produce el vértigo pero, en términos generales, lo que se intenta es aliviar la sintomatología para que el paciente recupere su bienestar:

POSTURAL

- Repose en cama hasta que los síntomas hayan remitido. Esto es importante, ya que, si se produce la pérdida de equilibrio, se pueden generar lesiones traumáticas como una fractura ósea, de especial gravedad en las personas mayores.
- No realice movimientos bruscos de la cabeza ni incorporaciones rápidas si está sentado o tumbado.

MÉDICO

- Utilización de medicamentos para evitar los vómitos (antieméticos).
- Empleo de antihistamínicos que mejoran sensiblemente el vértigo.
- Los vasodilatadores cerebrales del tipo Betahistina son muy útiles en los pacientes ancianos, ya que mejoran la circulación laberíntica y activan el metabolismo neuronal.
- Si el vértigo es producido por una dilatación del laberinto con aumento de la endolinfa (líquido similar al suero sanguíneo que se encuentra en el oído interno), es efectivo reducir la ingesta de sal y utilizar **diuréticos**.

QUIRÚRGICO

- Existen tratamientos quirúrgicos como la **neurectomía vestibular**, que consiste en cortar los nervios conectados a los canales semicirculares, o la **laberintectomía**, intervención en la que se actúa sobre la **cóclea** y los **canales semicirculares** situados en el oído interno.

REHABILITADOR LABERÍNTICO

- Encaminado a poner en marcha mecanismos compensatorios del sistema nervioso central.

DIABETES MELLITUS

DEFINICIÓN Y TIPOS

La diabetes mellitus es un trastorno caracterizado por una tasa elevada de glucosa en sangre. Esto se produce por el déficit o la mala utilización de una hormona producida por el páncreas llamada insulina.

Niveles normales de concentración de glucosa en sangre

- Tras un ayuno prolongado: 70 -110 mg/dl.
- Dos horas después de la ingesta: 120 - 140 mg/dl.

TIPOS DE DIABETES

- **Diabetes mellitus tipo I o insulindependiente**. En este tipo de diabetes (DMID) el páncreas es incapaz de producir insulina en cantidad suficiente. Hay casos, incluso, en que la producción es nula. La DMID suele manifestarse antes de los treinta años y el paciente se ve obligado a utilizar insulina toda su vida para mantener los niveles de glucosa en sangre dentro de los límites normales.

- **Diabetes tipo II o no insulindependiente (DMNID)**. En este tipo de diabetes, el páncreas produce insulina en cantidades normales, incluso elevadas. El problema es que las células del paciente afectado oponen resistencia a la actuación de la misma, impidiendo el paso de la glucosa a su interior, lo cual da como resultado un exceso de glucosa en sangre.

Por la explicación anterior se puede comprender que la insulina actúa como una llave maestra que abre las puertas de las células para permitir el paso de la glucosa –sustancia vital para el funcionamiento celular– a su interior. Si la llave maestra (insulina) no funciona correctamente o no se ha fabricado, la glucosa se queda circulando por la sangre en grandes cantidades, produciendo lesiones en todas las arterias del cuerpo.

CAUSAS

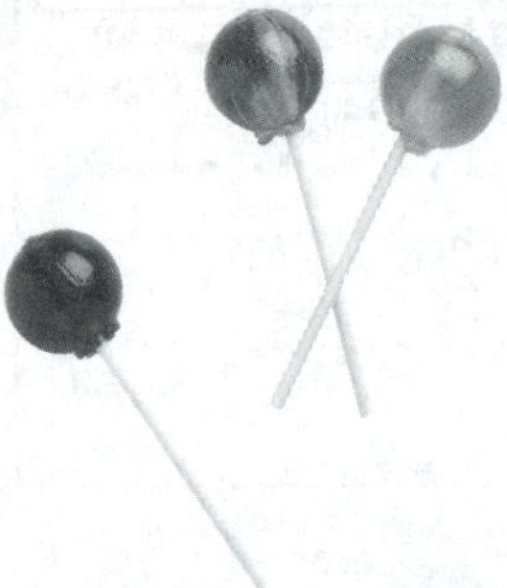

Existen teorías que avalan la existencia de factores ambientales capaces de destruir las células Beta del páncreas, que son las encargadas de producir insulina. El mecanismo de error daría lugar a una actuación deficitaria del sistema imnunitario, responsable de la creación de anticuerpos anormales capaces de destruir las células pancreáticas.

Estos factores ambientales serían:

- Enfermedades víricas.
- Déficit nutricional en la infancia o adolescencia.
- La obesidad. Entre el 80 y el 90% de los diabéticos son obesos.

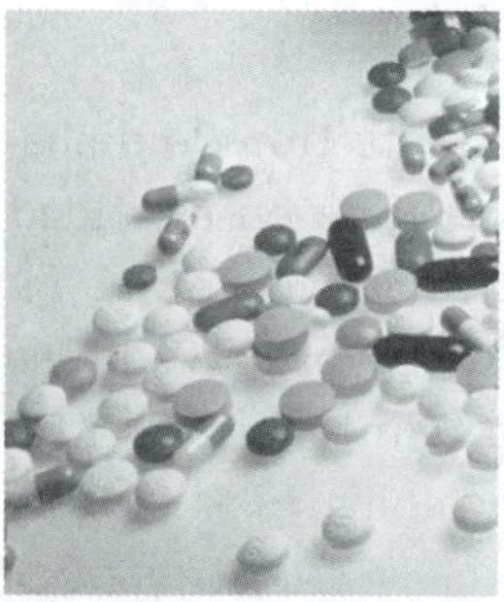

Factores genéticos. La diabetes es más frecuente en determinadas etnias y familias.

La toma de ciertos medicamentos como los corticoides puede dar lugar a una diabetes.

Determinadas situaciones transitorias de la vida, como un embarazo o una infección, pueden hacer que algunos pacientes desarrollen la enfermedad.

SÍNTOMAS

Los signos de alarma más frecuentes son los siguientes:

- Pérdida de peso, a pesar de tener un apetito desmesurado y realizar ingestas abundantes.
- Sed a todas horas.
- Aumento de la frecuencia miccional.
- Cansancio intenso sin realizar ningún tipo de esfuerzo.
- Sensación de prurito por todo el cuerpo.
- Infecciones respiratorias frecuentes: bronquitis y neumonías.
- Infecciones de orina recurrentes.
- Cicatrización tórpida de las heridas.

¿QUIÉN DEBE HACERSE CONTROLES ANUALES DE GLUCOSA?

- Toda persona mayor de 45 años.
- Toda persona menor de 45 años con antecedentes familiares de diabetes mellitus.
- Hipertensos.
- Aquellas personas que tengan cifras de colesterol elevadas.

En España se calcula que existen aproximadamente 4 millones de diabéticos, de los que el 50%, es decir, 2 millones, desconocen su enfermedad y, lo que es más grave, de los 2 millones diagnosticados, el 50% (1 millón) no sigue las recomendaciones y tratamientos médicos precisos para tratar su enfermedad.

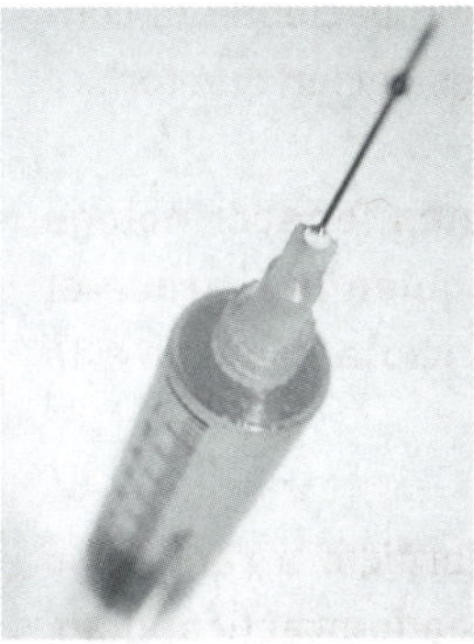

DIAGNÓSTICO

El diagnóstico se realiza mediante un análisis de sangre, determinando los niveles de glucosa que en el paciente diabético están anormalmente altos, como ya hemos expuesto anteriormente.

También se efectúa el denominando **test de tolerancia oral a la glucosa**, que consiste en comprobar la respuesta del organismo ante una toma controlada de azúcar, midiendo cómo varían los niveles de glucosa en sangre.

TRATAMIENTO

El tratamiento de la persona diabética va encaminado a mantener los niveles de glucosa en sangre dentro de los límites considerados normales, para evitar las complicaciones que pueden producirse a corto y largo plazo en órganos y aparatos tales como los ojos, el sistema nervioso central, el corazón, los riñones y las arterias.

El tratamiento del diabético se basa en:

- Combatir la obesidad
- Realizar ejercicio físico
- La toma de antidiabéticos orales
- La inyección de insulina (en los casos en que es necesario)
- Dieta equilibrada
- Evitar tóxicos como el tabaco y el alcohol

EJERCICIO FÍSICO

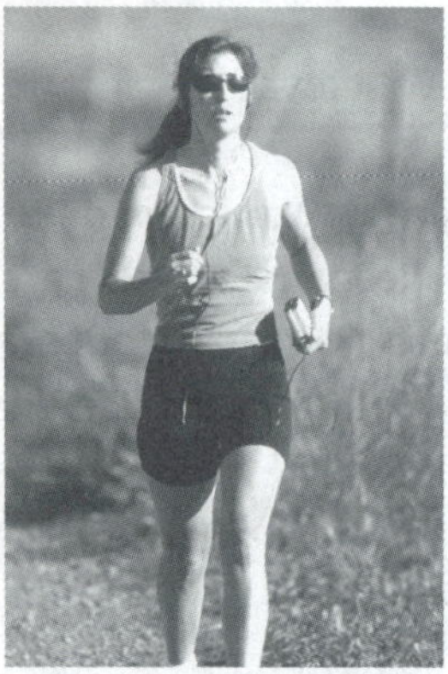

- El ejercicio debe practicarse todos los días a la misma hora, si es posible. Caminar a paso ligero como mínimo 1 hora diaria disminuye de forma significativa los niveles de glucosa en sangre.

- También se puede practicar gimnasia o deportes en equipo. A la hora de realizar un tipo de ejercicio determinado es muy importante tener en cuenta la edad del paciente, la condición física y el tipo de medicación que toma.

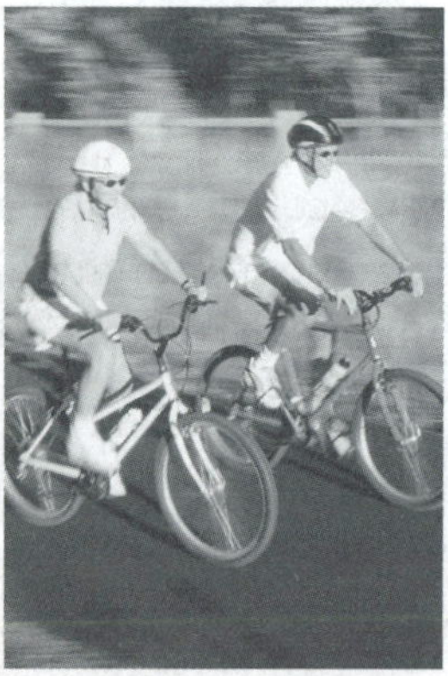

- Su especialista en diabetes (endocrinólogo o diabetólogo) debe ser quien le marque el tipo y el tiempo de ejercicio a realizar a lo largo del día.

- Si no controla bien el ejercicio a realizar o está más tiempo del deseado practicándolo, puede sobrevenir una de las complicaciones del diabético, la hipoglucemia, que consiste en una bajada brusca del nivel de glucosa en sangre.

- Síntomas de hipoglucemia:
  - Mareo.
  - Desorientación.
  - Sudoración.
  - Temblor.
  - Debilidad intensa.
  - Irritabilidad o agresividad.
  - Convulsiones.
  - Pérdida de conciencia (en algunos casos).

- En caso de hipoglucemia deben administrar alimentos o bebidas ricas en hidratos de carbono como:
  - Agua con azúcar.
  - Terrones de azúcar.
  - Caramelos.
  - Zumos azucarados.
  - Fruta.

A veces es necesaria la inyección de glucagón, hormona con efecto contrario al de la insulina, que eleva rápidamente los niveles de glucosa en sangre.
Todo diabético debe tener glucagón en su botiquín de urgencia y preocuparse de mirar la fecha de caducidad periódicamente.
Si se produce la pérdida de conciencia en un paciente diabético (no puede ingerir líquidos o alimentos) se le debe inyectar el glucagón y trasladarlo rápidamente a un servicio de urgencia.

! ANTIDIABÉTICOS ORALES

Son medicamentos que se administran por vía oral y su función es mantener los niveles de glucosa en sangre dentro de los límites normales.

- Tipos:
  - Sulfonilureas: Estimulan la secreción de insulina por el páncreas.
  - Biguanidas: Hacen más sensibles los tejidos a la acción de la insulina.
  - Inhibidores de la alfa-glucosidasa: Ralentizan el paso de los azúcares y féculas del aparato digestivo a la sangre, haciendo que su absorción sea más lenta.
  - Tiazolidinedionas: Actúan a nivel muscular y hepático, disminuyendo la resistencia a la insulina y la producción hepática de glucosa.
  - Repaglinida: Su mecanismo de acción es similar al de las sulfonilureas.
  - Otros hipoglucemiantes (goma guar): Captan la glucosa ingerida a través de los alimentos.

INSULINA

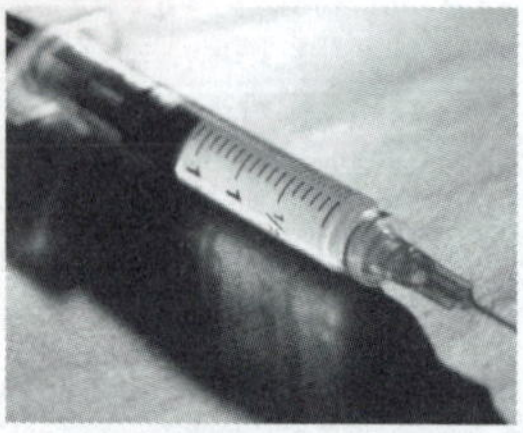

- Es absolutamente necesaria para los diabéticos tipo I, pero cualquier persona que sufra diabetes, a lo largo de su vida, puede llegar a necesitarla. No es posible su administración por vía oral porque se inactiva en el tubo digestivo. Sólo es efectiva inyectada.

- Hay varios tipos de insulina según el tiempo que tardan en producir su efecto hipoglucemiante. El médico determinará en cada caso el tipo de insulina necesaria.

DIETA

- Constituye un apartado fundamental en el tratamiento integral de la persona diabética para mantener los niveles de glucosa en sangre en cifras normales.

- La dieta del diabético no debe ser monótona. Debe aprender las normas dietéticas básicas y tener una dieta personalizada acorde con la actividad física que realiza a lo largo del día:

Normas básicas:

- Hay que evitar o moderar el consumo de azúcar, grasas de origen animal y alcohol.
- Debe comer siempre con un horario determinado.
- Realizar de 4 a 6 tomas de alimentos por día, evitando saltarse una comida.
- Debe ingerir la cantidad de comida recomendada por su médico.
- Utilizará edulcorantes en sustitución del azúcar tales como:
  - Aspartamo.
  - Sacarina.
  - Acelsulfamo.
- Una dieta rica en fibras es fundamental para el diabético.

UNA SEMANA DE DIETA PARA DIABÉTICOS

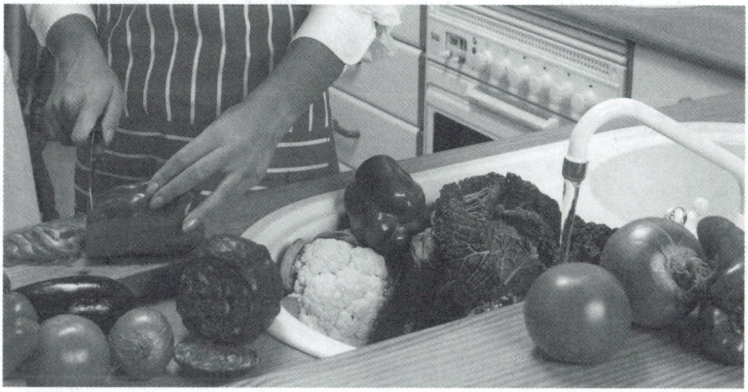

PRIMER DÍA

Desayuno	Media mañana	Comida	Merienda	Cena
1 vaso de leche desnatada con 30 g de cereales.	1 pieza de fruta.	Alcachofas al horno con 1 loncha de jamón. Espaguetis con tomate. 1 yogur.	1 zumo de naranja.	Ensalada de lechuga, cebolla y pepino. Pollo a la plancha con patatas chips. 1 yogur desnatado.

SEGUNDO DÍA

Desayuno	Media mañana	Comida	Merienda	Cena
1 yogur desnatado, 30 g de pan con tomate natural y 1 zumo de naranja.	1 pera.	Espárragos con 1 loncha de jamón serrano. Bistec de ternera con setas. 100 g de nueces.	1 vaso de leche desnatada con 2 tostadas integrales.	Sopa de verduras. Mejillones al vapor. Manzana asada.

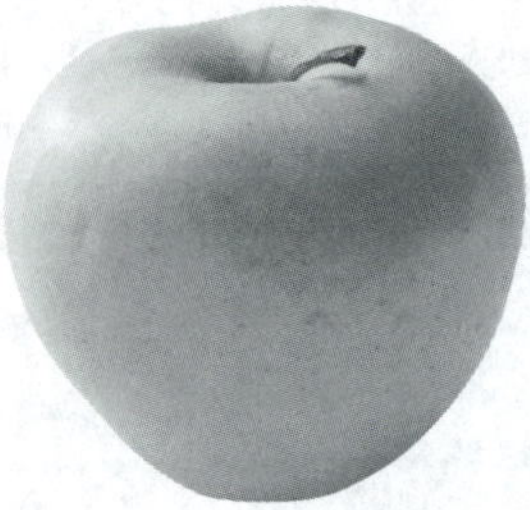

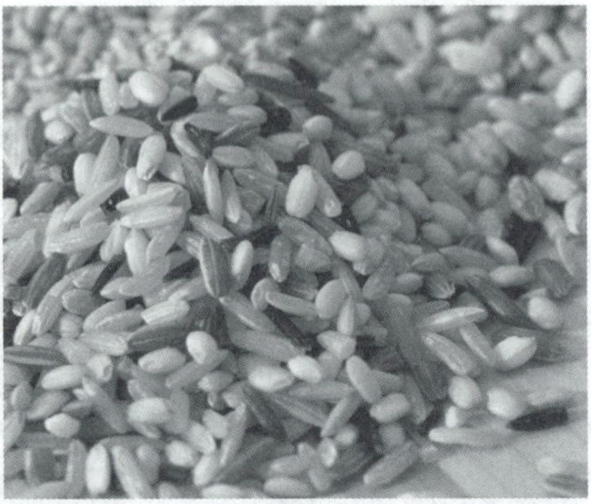

TERCER DÍA

Desayuno	Media mañana	Comida	Merienda	Cena
1 vaso de leche desnatada con café y 30 g de fiambre de pavo.	1 manzana.	Habas estofadas. Sepia con espárragos. 100 g de nueces.	1 zumo de naranja.	Pan con tomate y jamón serrano. Filetes de sardina a la plancha con tomate natural. 1 yogur desnatado.

CUARTO DÍA

Desayuno	Media mañana	Comida	Merienda	Cena
1 yogur natural y 30 g de fiambre de pavo.	1 zumo de naranja.	Lentejas con arroz. Chuletas de cordero con pimiento. Queso manchego semicurado.	1 manzana.	1 ensalada de lechuga, tomate y aceitunas. 1 trucha. 2 yogures naturales.

QUINTO DÍA

Desayuno	Media mañana	Comida	Merienda	Cena
1 vaso de leche desnatada con cereales.	1 pera.	Escalibada de berenjena, pimiento y cebolla. Calamares a la plancha con ensalada. Yogur.	1 zumo de naranja.	Ensalada. Rape con tomate a la plancha. 1 manzana.

SEXTO DÍA

Desayuno	Media mañana	Comida	Merienda	Cena
1 vaso de leche desnatada y 1 loncha de jamón con pan tostado.	1 pieza de fruta a su gusto.	Menestra de verduras. Arroz a la cubana. 1 yogur desnatado.	Queso fresco.	Judías verdes con una patata hervida. Sardinas a la plancha. 1 manzana.

SÉPTIMO DÍA

Desayuno	Media mañana	Comida	Merienda	Cena
1 yogur natural con queso de Burgos y 30 g de pan.	1 zumo de frutas.	Pisto manchego. Atún a la plancha con patata cocida. 1 yogur.	1 vaso de leche desnatada con una tostada.	Ensalada de escarola con tomate, ajo, cominos y aceitunas. Merluza a la plancha con limón. 1 pera.

Se pueden consumir 30 g de pan en comida y cena y dos cucharadas de aceite de oliva al día en total (para guisos y aliños).

CUIDADOS DE LOS PIES DEL DIABÉTICO

Los pies del diabético son muy sensibles, por lo que necesitan un cuidado muy especial para prevenir serias complicaciones que pueden llevar incluso, en los casos más graves, a la amputación. Esta sensibilidad de los pies del diabético se debe a que la diabetes prolongada compromete seriamente la circulación, sobre todo en las zonas más distales del cuerpo, como son los pies.

Recomendaciones:

- Lave sus pies a diario en agua a temperatura menor de 37º C con manopla, esponja suave o con la mano. Utilice un jabón neutro.
- Séquelos sin friccionar, simplemente por contacto, teniendo especial cuidado en las zonas interdigitales. También puede hacerlo con un secador de pelo a temperatura fría.
- Hidrate la zona del talón, planta y dorso con crema de urea al 15%. Nunca utilice alcohol o colonia en los pies.
- Las uñas deben sobresalir 1 o 2 mm del pulpejo del dedo y el corte debe ser recto, sin angulaciones que permitan que se introduzca en la carne.
- No utilice callicidas, acuda siempre a su médico o podólogo ante cualquier anomalía.
- El calzado debe ser de piel y llevar suela antideslizante. No puede tener costuras en el interior. Debe tener la medida idónea para que no apriete ni esté demasiado holgado, ya que en ciertas circunstancias puede producir rozaduras.
- El diabético debe comprarse los zapatos a última hora del día, cuando los pies están más cargados, para luego no tener la desagradable sorpresa de tener que desecharlos porque le oprimen.
- No caliente sus pies con botellas de agua caliente, almohadillas eléctricas ni cualquier otra fuente de calor ya que, debido a la pérdida de sensibilidad del pie diabético, podría quemarse sin darse cuenta.

HEPATITIS

DEFINICIÓN

La hepatitis es la inflamación del hígado.

CAUSAS

- Los virus de la hepatitis son los principales causantes de ésta, siendo los más frecuentes los virus A, B, C y E.
- Otros virus, como el de la mononucleosis infecciosa (virus de Epstein-Barr), pueden ser también causa de inflamación hepática.
- El alcohol es la segunda causa más frecuente, después de las hepatitis víricas.
- Hepatitis inducidas por fármacos.

TIPOS

- **Hepatitis aguda:** Son las hepatitis que remiten en menos de 6 meses.
- **Hepatitis crónica:** Su duración es superior a los 6 meses.

SÍNTOMAS

La sintomatología de la hepatitis es muy variada, independientemente de la causa que la haya producido. En algunos casos puede incluso ser **asintomática** y diagnosticarse como un hallazgo casual en un análisis de sangre rutinario.

Síntomas más comunes

- Cansancio a todas horas, sin guardar relación con la actividad física.
- Náuseas y vómitos.
- Malestar general.
- Fiebre.
- Dolores articulares.
- Picor en la piel, junto con la aparición de manchas rojas.
- Coloración amarillenta de piel y mucosas (ictericia).
- Orina de color oscuro (coluria).
- Heces sin color (acolia), blanquecinas o amarillentas.

VÍAS DE CONTAGIO DE LAS HEPATITIS VÍRICAS

Hepatitis B. El virus de la hepatitis B, se transmite por:

- Via parenteral, es decir a través de los pinchazos con instrumentos sin esterilizar (ejemplos; jeringuillas compartidas entre drogadictos, tatuajes o acupuntura sin agujas desechables).
- Por contacto sexual con alguna persona portadora del virus.
- Transmisión neonatal. El bebé es contagiado por el líquido amniótico y la sangre de la madre en el momento del alumbramiento, al deslizarse por el canal del parto.
- Las personas con mayor riesgo de padecer una hepatitis B son:
  - Drogadictos.
  - Personas promiscuas, que no utilizan preservativos.
  - Personal sanitario, fundamentalmente de laboratorio.

Hepatitis C. El virus de la hepatitis C se transmite por:

- Transfusiones de sangre infectada con el virus.
- Jeringuillas compartidas entre drogadictos.
- Relaciones sexuales con personas infectadas.
- Al igual que en la hepatitis B puede existir la transmisión neonatal.

Hepatitis A. La hepatitis A se contagia por:

- Contacto con deposiciones de las personas afectadas por este virus.
- Por vía digestiva a través de alimentos contaminados por el virus. Suele darse en lugares donde hay mucha gente y en ciertas condiciones de hacinamiento (cuarteles y campamentos).

VACUNACIÓN DE LAS HEPATITIS

	VACUNA	PERSONAS QUE DEBEN VACUNARSE
HEPATITIS A	Sí	Viajeros a países endémicos Hemofílicos Personal sanitario
HEPATITIS B	Sí	Personal sanitario
HEPATITIS C	No	

PREVENCIÓN DE LAS HEPATITIS

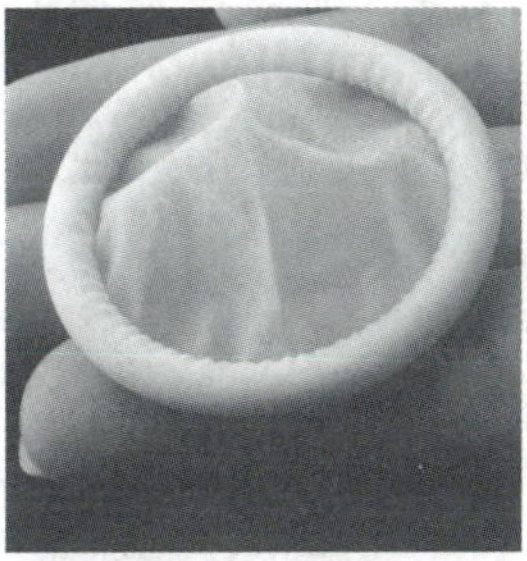

- Extreme la higiene personal, sobre todo las personas de alto riesgo como el personal sanitario que trabaja en el laboratorio.
- No comparta jeringuillas; utilice siempre las desechables.
- No tome alimentos de dudosa procedencia.
- No comparta cuchillas de afeitar ni otros objetos cortantes de uso personal.
- No comparta cepillos de dientes.
- Utilice siempre preservativos en sus relaciones sexuales esporádicas.
- No se bañe, ni beba agua, cerca de una salida de aguas residuales.
- Vacunación de las hepatitis.

DIAGNÓSTICO

Se puede pensar que un paciente tiene una hepatitis por la sintomatología relatada al hacer la historia clínica. Sin embargo, el diagnóstico se confirma mediante la realización de un análisis de sangre y orina para examinar parámetros como: las transaminasas, la gamma GT, la bilirrubina y pruebas específicas para cada tipo de hepatitis vírica, denominadas marcadores hepáticos.

- Es conveniente la realización de una ecografía hepática para ver el grado de inflamación del hígado.
- Mediante una toma de biopsia, sabremos la gravedad de la lesión y la posible evolución de la hepatitis.

TRATAMIENTO

- No existe un tratamiento específico de las hepatitis, es más bien un tratamiento encaminado a quitar o aliviar la sintomatología del paciente (tratamiento sintomático).
- Tanto en la fase aguda como en la crónica no es necesario guardar un reposo absoluto en cama, pero sí se deben evitar esfuerzos físicos importantes.
- Para las personas que han padecido una hepatitis B o C y se ha hecho crónica, existe un tratamiento con un medicamento denominado Interferón. Los resultados son desiguales y en ocasiones se tiene que abandonar el tratamiento por los efectos secundarios que éste produce.

!

NORMAS DIETÉTICAS PARA PACIENTES CON HEPATITIS

- No tomar alcohol hasta 6 meses después de la curación de la hepatitis.
- El propio paciente debe ser su propio dietista, evitando tomar aquellos alimentos que le sienten mal.
- La dieta del paciente con hepatitis debe ser equilibrada, con presencia de hidratos de carbono y proteínas (sobre todo de pescado). Las grasas no deben tomarse en gran cantidad pero sí son necesarias para que la dieta sea agradable y apetecible, siendo el pescado y el aceite de oliva la fuente fundamental de las mismas.
- Hay que disminuir la toma de sal, sobre todo en los pacientes con ascitis (presencia de líquido en la cavidad abdominal).
- Se debe disminuir la cantidad de alimentos en cada comida. Es aconsejable aumentar el número de tomas hasta seis, para facilitar la digestión. Comidas frecuentes y muy ligeras.
- En las hepatitis crónicas, el médico valorará la necesidad de aportar suplementos de vitaminas y minerales dependiendo de las posibles carencias de cada paciente.
- La ingesta de líquidos debe reducirse a 1,5 litros en caso de aparición de edemas o ascitis.

ESCLEROSIS MÚLTIPLE

DEFINICIÓN

Se trata de una enfermedad crónica que afecta a la **mielina o sustancia blanca** del sistema nervioso, siendo una de sus características clínicas la evolución en brotes.

CAUSAS

La esclerosis en placas o esclerosis múltiple es una **enfermedad autoinmune**, por la cual el propio organismo no reconoce a los componentes de la vaina de mielina que recubre las neuronas y los nervios periféricos y la destruye. Esto da lugar a placas o zonas sin mielina, donde la conducción nerviosa no se produce. Es como si se produjera un cortocircuito.

SÍNTOMAS

La edad más frecuente de aparición de los primeros síntomas es alrededor de los 30 años.

Es frecuente que la enfermedad debute con una pérdida de visión súbita repentina, que afecta habitualmente a un solo ojo, aunque puede manifestarse con otros síntomas como:

- Visión doble (diplopia).
- Pérdida de fuerza o debilidad muscular.
- Sensación de adormecimiento en distintas partes del cuerpo.
- Inseguridad al caminar.
- Movimientos torpes de la mano.
- Dificultad para articular las palabras (disartria).
- Mareos, vértigos o cansancio.

Todos estos síntomas tienen una característica común: aparecen de forma repentina, se asientan en el paciente unas semanas, y luego remiten. Es lo que se denomina una evolución en brotes.

DIAGNÓSTICO

Se orienta el diagnóstico mediante la realización de la historia clínica, valorando los síntomas descritos por el paciente.

La realización de una resonancia magnética es la forma más fiable de confirmar la enfermedad. Hay otra prueba característica para saber que se trata de una esclerosis múltiple: es el estudio de los potenciales evocados, que consiste en estimular un nervio periférico y ver la respuesta a nivel cerebral. En los pacientes afectados la respuesta es más lenta de lo normal.

TRATAMIENTO

El tratamiento con una medicación llamada Interferón beta en inyecciones, retrasa la aparición de los brotes, una vez declarada la enfermedad.

- Cuando aparece un brote puede llegar a controlarse con la administración de corticoides a dosis altas, tanto por vía oral como inyectada y durante cortos períodos de tiempo.
- La fisioterapia ayuda a mantener los músculos con una capacidad tal que permiten al paciente tener una buena calidad de vida.
- Es importante que practiquen ejercicios con regularidad como:
  - Bicicleta estática.
  - Natación o, simplemente,
  - Pasear.
- El aspecto psicológico juega una baza muy importante en estos pacientes, por lo que es fundamental una buena relación de confianza médico-paciente, así como la ayuda de un psiquiatra en determinados momentos, para ayudarles a afrontar situaciones desconocidas que pueden generar mucha angustia.

NORMAS DIETÉTICAS

- El médico debe hacer comprender al paciente la necesidad de realizar una dieta equilibrada que aporte nutrientes fundamentales como:
  - Fibra
  - Vegetales
  - Vitamina C
  - Calcio
  - Potasio
  - Vitaminas C, B_1 ,B_2, D y E

Éstos están considerados como nutrientes protectores.
Si se tuviera que aceptar una dieta tipo para el paciente con esclerosis múltiple, no dudaría en decir que la dieta mediterránea es la ideal.

La dieta mediterránea se basa en el consumo habitual de:

Verduras y hortalizas
Acelgas
Coliflor
Espinacas
Judías verdes
Guisantes
Lechuga
Pimiento rojo
Tomate
Alcachofa
Zanahoria
Repollo
Patatas

Cereales
Trigo
Arroz
Maíz
Cebada

Legumbres
Garbanzos
Judías blancas o pintas
Lentejas
Habas secas

Frutas
Naranja
Plátano
Manzana
Melocotón
Albaricoque
Melón
Fresas
Cerezas
Uvas
Sandía

Pescado
Merluza
Atún
Sardinas
Besugo
Gallo
Pescadilla
Gambas
Calamares
Mejillón
Trucha
Salmonete
Lenguado
Bacaladilla

Aceite de oliva
Rico en vitamina E y ácidos grasos insaturados como el oleico y linoleico

No debe olvidarse de los productos lácteos
Leche
Queso
Yogur
Cuajada

Y de comer carne:
150 g 2 o 3 veces en semana

OSTEOPOROSIS

DEFINICIÓN

La osteoporosis es una enfermedad por la que se produce una pérdida importante de la masa ósea. Su aparición hace que el hueso se vuelva más frágil y, por lo tanto, sea más fácil que se produzcan fracturas.

Osteoporosis = hueso poroso.

CAUSAS

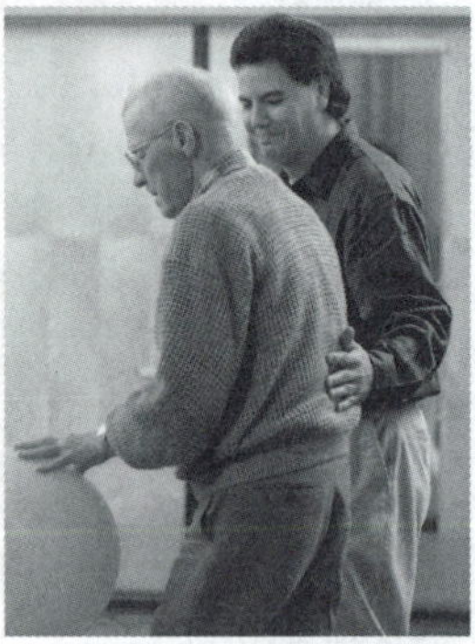

La **descalcificación** se va produciendo poco a poco, progresivamente, según se van cumpliendo años, pero es cierto que hay una serie de factores de riesgo que favorecen la aparición de la osteoporosis, como son:

- Herencia: Personas con antecedentes familiares de fracturas.
- Dietas desequilibradas pobres en calcio.
- La postmenopausia: La mujer postmenopáusica padece osteoporosis en una relación de 4 a 1 respecto al varón, por la destrucción ósea relacionada con factores hormonales.
- La falta de ejercicio y el sedentarismo aceleran la aparición de la descalcificación.
- Tratamientos prolongados con ciertos medicamentos, como los corticoides, pueden provocar atrofias óseas.
- La ingesta habitual y excesiva de café y alcohol.
- Él hábito tabáquico.
- Enfermedades crónicas que afectan al hígado, al riñón, al tiroides o a las glándulas suprarrenales pueden acelerar la destrucción del hueso.

SÍNTOMAS

La osteoporosis no da ningún síntoma durante largos años de la vida de la persona. El hueso se va haciendo más frágil hasta que se manifiesta,

generalmente, con una fractura de cadera, vértebra o muñeca. Incluso ante un traumatismo mínimo que no lograría dañar un hueso sano.
Cuando está instaurada, la enfermedad produce dolor y puede llegar a crear deformidades de la columna vertebral tales como una cifosis dorsal, más conocida como chepa.

DIAGNÓSTICO

El paciente suele acudir a la consulta refiriendo dolor óseo, especialmente en la espalda y en las articulaciones principales.
Un estudio radiológico permite detectar la pérdida de masa ósea, así como la presencia de posibles fracturas o fisuras espontáneas.
Debe completarse el estudio con la realización de una densitometría ósea –método de diagnóstico que se utiliza para medir la densidad ósea–. Toda mujer posmenopáusica debe realizarse esta prueba periódicamente.

PREVENCIÓN

La prevención de la osteoporosis es una guerra con varios frentes. Por un lado la dieta, que es fundamental que sea equilibrada. No deben faltar los nutrientes necesarios para mantener un hueso fuerte y sano, como son los minerales: calcio, fósforo, magnesio y zinc y las vitaminas D, K, A, C y B_6.

Necesidades de calcio diarias:

Niños	800 mg
Adultos	1.000 mg
Mujeres embarazas	1.500 mg
Mujeres postmenopáusicas	1.500 mg

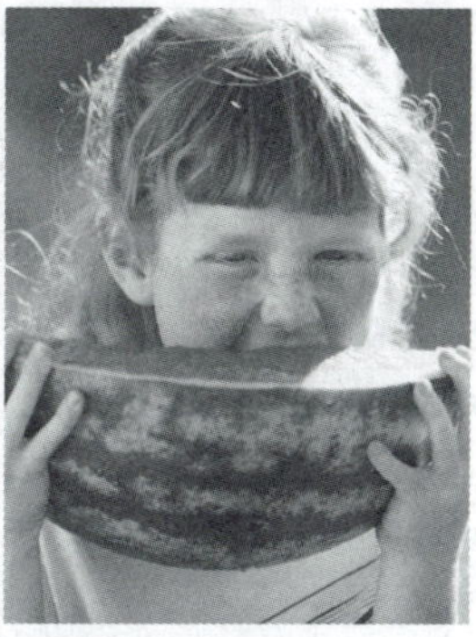

Es de vital importancia llevar una alimentación adecuada a lo largo de la vida. Pero para prevenir la osteoporosis, es imprescindible que durante la infancia y la juventud la nutrición sea correcta, ya que en estas etapas de la vida es cuando se adquiere el pico máximo de masa ósea. Es decir, su mayor densidad.
También es muy importante el ejercicio y prevenir las caídas.

ALIMENTOS RICOS EN CALCIO

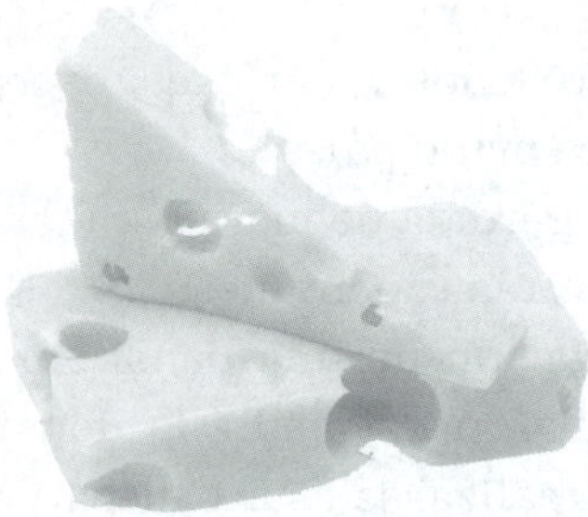

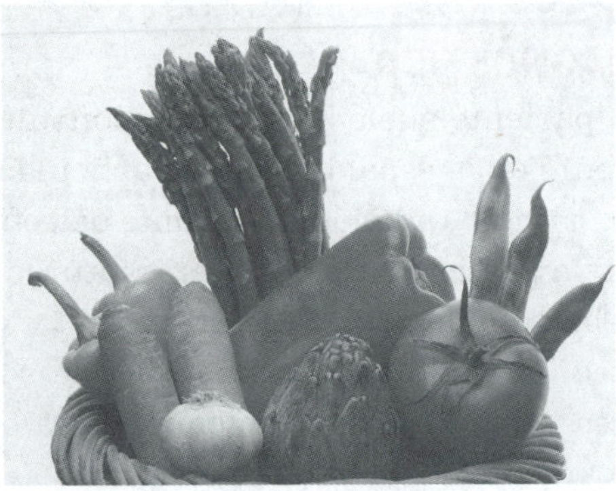

- Leche y derivados:
  300 mg de calcio se toman cuando se ingiere:
  1 vaso de leche o 2 yogures o 1 ración de queso.

- Carnes: El jamón es un alimento rico en calcio.

- Pescados:
  - Los pescados pequeños tomados con sus raspas aportan una buena dosis de calcio (por ejemplo, los boquerones).
  - Así mismo los calamares tienen un alto contenido en calcio.
  - Las sardinas en aceite se acercan mucho a la cantidad de calcio por 100 g de producto que tienen los boquerones (los más ricos).

Boquerones	400 mg/100 g
Sardinas en aceite	340 mg/100 g

- Verduras y hortalizas:
  - El perejil tiene un alto contenido en calcio, 190 mg/100 g.
  - Las acelgas, el cardo, la escarola y las espinacas aportan unos 100 mg/100 g.
  - En general las verduras y hortalizas son una buena fuente de aporte de calcio.

- Legumbres:
  - Garbanzos, judías blancas y pintas aportan 130 mg/100 g.
  - Lentejas: 60 mg/100 g.

- Tubérculos:
  - La patata aporta 10 mg/100 g.

- Frutos secos:
  - Las almendras y avellanas ofrecen una buena fuente de calcio, 250 mg/100 g.
  - Y las nueces 100mg/100 g.

- Frutas:
  - Los cítricos como la naranja, mandarina y limón son los que más aportan, con unos 35 mg/100 g.
  - Las aceitunas tienen 100 mg/100 g.

- Cereales:
  - El cacao aporta 110 mg/100 g. Por lo tanto es un alimento rico en calcio.
  - El cacahuete: 80 mg/100 g.
  - El pan de trigo integral: 50 mg/100 g.

ALIMENTOS RICOS EN MAGNESIO

- Pipas de girasol
- Almendras y cacahuetes
- Caracoles
- Soja
- Judías blancas y pintas, garbanzos, guisantes secos, habas, lentejas y acelgas
- Chocolate
- Pan integral
- Higos secos
- Mariscos

ALIMENTOS RICOS EN FÓSFORO

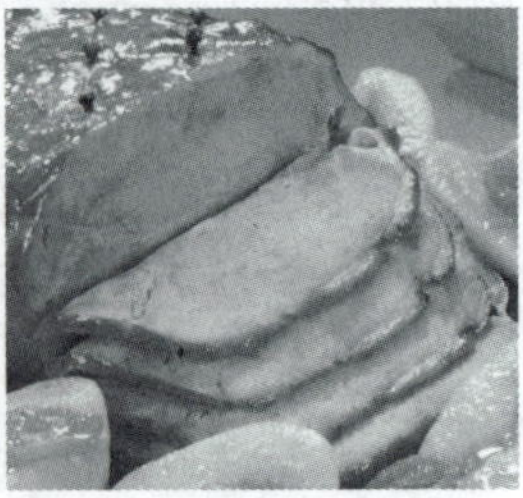
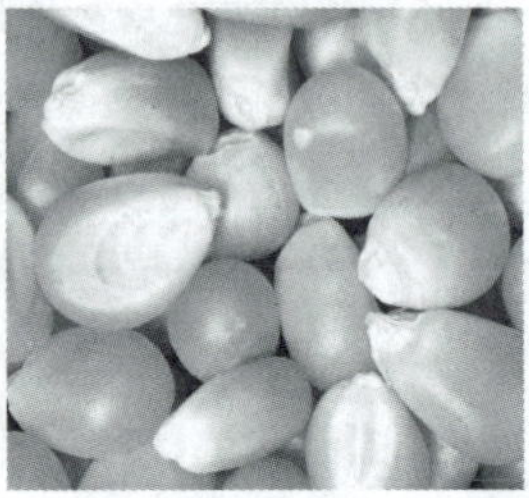

Hay un concepto que debe quedar claro para entender la competencia que existe entre el calcio y el fósforo. El fósforo es necesario para mantener sanos y fuertes los huesos, pero una ingesta excesiva o superior a la del calcio hace que se estimule la secreción de la hormona paratiroidea, encargada de la extracción del calcio de los huesos, dando lugar a una descalcificación ósea. Por ello no conviene abusar, aunque son necesarios en su justa medida, de los alimentos ricos en fósforo, como son:

- Carnes
- Cereales
- Bebidas carbonatadas
- Bebidas a base de cola
- Alimentos procesados que contienen aditivos

FUENTES DE VITAMINA D

La vitamina D es la única vitamina que puede producir por sí solo nuestro organismo, siempre que se le asegure una exposición al sol (rayos ultravioleta) de 1 hora semanal en brazos, cuello y cara.

La vitamina D se presenta en 2 formas:

- Vitamina D_2 o ergocalciferol. Se encuentra en la levadura que ha sido expuesta a los rayos ultravioletas.
- Vitamina D_3 o colecalciferol. Se adquiere de dos fuentes:
  - Se produce en la piel por el efecto de los rayos ultravioletas solares.
  - Puede ingerirse en algunos alimentos como:
    Aceites de hígado de pescado como bacalao, atún y rodaballo.
    Yema de huevo.
    Pescados como: caballa, anguila, arenque, atún.

EJERCICIO

Tiene que ser suave y continuado. Son recomendables los ejercicios en los que se soporta la carga del cuerpo como:

- Caminar 1 hora diaria
- Subir escaleras

Pero no se deben realizar ejercicios en descarga, es decir, aquéllos en los que no se soporta el peso del cuerpo y, por tanto, no fortalecen el hueso, como la natación.

PREVENIR LAS CAÍDAS

Uno de los problemas más graves de las personas con osteoporosis son las fracturas óseas producidas por una caída. Siguiendo las siguientes normas estaremos haciendo una muy buena prevención de las caídas (y, por tanto, de la complicación principal de esta enfermedad):

- Acuda 1 vez al año al oftalmólogo para graduarse la vista.
- Utilice zapatos cómodos con suela antideslizante.
- No se levante de forma brusca de las sillas o de la cama, ya que se puede producir una bajada de tensión y como consecuencia de ello un mareo y la consiguiente caída.
- Tenga una buena iluminación en casa. Por la noche debe tener una linterna a mano o una luz auxiliar tenue, para utilizarla si tiene que levantarse. Así se evitan tropiezos inoportunos y peligrosos.
- Cuantos menos obstáculos haya en la casa, mejor. Cuidado con los cables y las alfombras.
- Debe utilizar alfombrillas antideslizantes y agarraderas en el baño y en la ducha.
- Mucha precaución con los suelos mojados y las trampas imprevistas que nos ofrecen las calles de pueblos y ciudades. Hay que andar con «pies de plomo».
- No tenga reparos en utilizar bastón o muletas si tiene alteraciones del equilibrio.

TRATAMIENTO

Se basa en:

- La toma de suplementos a base de vitamina D y calcio, sobre todo en mujeres y ancianos.
- La terapia hormonal sustitutiva a base de estrógenos, en la mujer posmenopáusica, ha demostrado no sólo que frena la desmineralización ósea, sino que también ayuda a la remineralización del hueso.
- El tratamiento con bisfosfonatos en la mujer posmenopáusica también ha confirmado su utilidad, ya que reduce la resorción ósea y disminuye el riesgo de fracturas.
- Los moduladores selectivos del receptor estrogénico se utilizan también para la prevención y tratamiento de la osteoporosis en la mujer posmenopáusica.
- En cuanto a la calcitonina, que fue la gran pionera contra la osteoporosis, ha quedado relegada en la actualidad para el tratamiento de pacientes con fracturas vertebrales dolorosas.

Aunque el tratamiento de la osteoporosis va enfocado fundamentalmente hacia la mujer, principal afectada, deben saber que no es una enfermedad exclusivamente femenina. El varón también la padece. Cada vez son más los estudios que demuestran que el varón andropáusico tiene un riesgo potencial claro de padecer osteoporosis. por lo tanto, los cuidados de alimentación, ejercicio y el evitar hábitos tóxicos como el tabaco y el alcohol tienen también plena validez en el ámbito masculino que creía salvarse de esta enfermedad... ¡Pues no es asi!

HIPERTENSIÓN ARTERIAL

DEFINICIÓN

Toda aquella persona que tiene en reposo unas cifras de tensión arterial superiores a 140-90 mm/hg se considera hipertensa.

CAUSAS

Se distinguen dos grandes grupos:

- **Hipertensión arterial primaria:** cuando no se conoce la causa que la origina.
- **Hipertensión arterial secundaria:** como consecuencia de:

– Enfermedades del riñón.
– Enfermedades endocrinas: hipertiroidismo, enfermedad de Cushing, feocromocitoma.
– Ciertos medicamentos: anticonceptivos orales, corticoides.

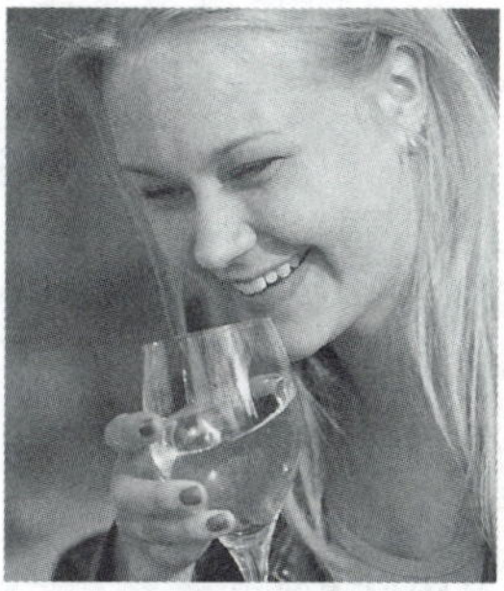

- Otras causas:

– Embarazo.
– Abusos de alcohol.
– Cocaína.
– Toma abusiva de regaliz.

SÍNTOMAS

Lo más frecuente, es que los pacientes con hipertensión arterial no presenten síntomas, de ahí el nombre que se le ha dado: **«la enemiga silente»**.

En un porcentaje muy alto de los casos, el descubrimiento de un paciente con hipertensión arterial se debe a un examen médico rutinario. Las molestias más frecuentes que llevan a un hipertenso a consultar al médico son inespecíficas:

- Dolor de cabeza por la mañana que va desapareciendo a lo largo del día (suele localizarse en la nuca).
- Cansancio.
- Somnolencia.
- Dificultad para respirar (sensación de opresión).
- Visión borrosa.
- Náuseas.
- Vómitos.
- Sangrado por la nariz (epistaxis).
- Derrames conjuntivales.
- Pitidos en los oídos.
- Desasosiego.
- Palpitaciones.

DIAGNÓSTICO

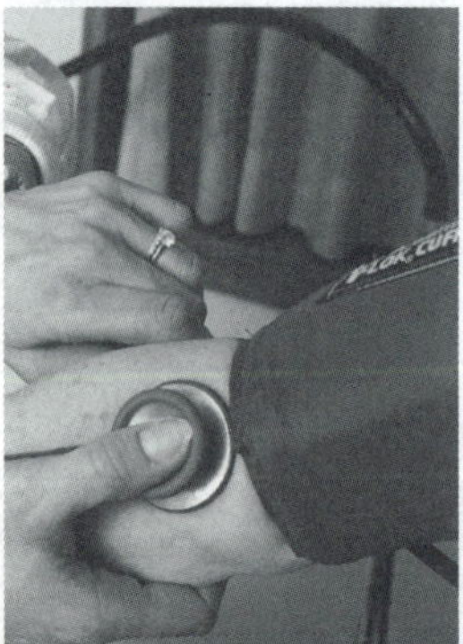

Se realiza de forma sencilla mediante la toma de la tensión arterial:

- La tensión arterial debe ser tomada en reposo, después de haber estado sentado o tumbado un mínimo de diez minutos.
- Una sola toma de tensión arterial que haya dado cifras por encima de 140-90 mm/hg no sirve para realizar un diagnóstico.
- Como mínimo, se deben realizar tres tomas, con cifras tensionales elevadas para llegar al diagnóstico de hipertensión arterial.

Una vez diagnosticada la hipertensión arterial, debe hacerse un **estudio complementario** que incluya:

- Un registro continuo de la tensión arterial, durante 24 horas, para ver las variaciones que sufre a lo largo del día, según la actividad del paciente.
- Análisis de sangre y orina.

- Se piden también radiografías de tórax para observar el tamaño del corazón.
- Electrocardiograma: estudio eléctrico del corazón.
- Ecocardiograma: estudio ecográfico de las cavidades y válvulas cardiacas.

La gravedad o grado de complicación de la hipertensión arterial se valora observando a través de un oftalmoscopio el fondo del ojo para valorar el estado de los vasos retinianos.

COMPLICACIONES DE LA HIPERTENSIÓN ARTERIAL

Cuando la tensión arterial se mantiene elevada durante mucho tiempo, se pueden llegar a producir complicaciones tales como:

- Insuficiencia cardiaca.
- Angina de pecho.
- Infarto agudo de miocardio.
- Insuficiencia renal.
- Pérdida de visión.
- Ictus cerebral, que incluye:
  - Trombosis.
  - Embolia.
  - Hemorragia cerebral.

TRATAMIENTO

FARMACOLÓGICO

Se realiza con distintos tipos de fármacos según la edad del paciente, sus complicaciones y otros datos. Hay varias «familias» de fármacos que son:

- Diuréticos (primer escalón del tratamiento).
- Betabloqueantes.
- IECA (inhibidores de la enzima conversora de angiotensina).
- Calcioantagonistas.
- Alfabloqueantes.
- Antagonistas de la angiotensina II.

CAMBIO DEL ESTILO DE VIDA

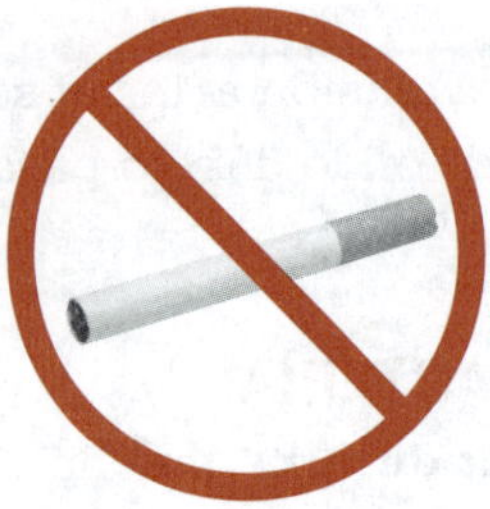

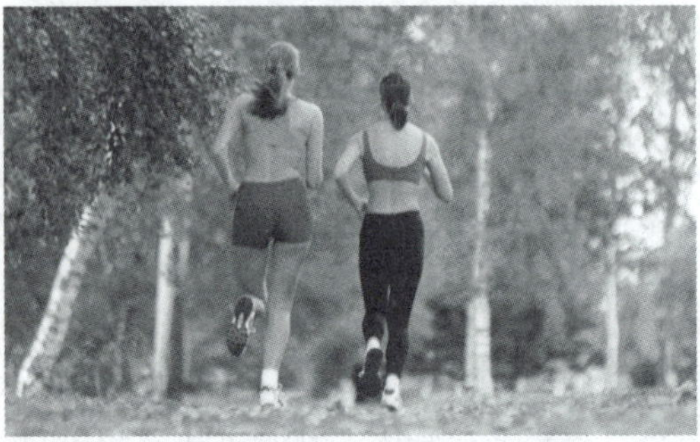

- Abandono del tabaco.

- Reducción del peso corporal. Si la persona es obesa o tiene sobrepeso debe reducirlo ya que cada kilo que pierda repercutirá de forma beneficiosa, bajando las cifras de tensión arterial.

- Ejercicio físico. Éste debe realizarse al aire libre y ajustado en intensidad a las posibilidades de cada paciente (ejercicio aeróbico). Se ha demostrado que caminando una hora diaria, cinco días a la semana, se reduce en un punto la tensión arterial.

- Restricción del consumo de alcohol: se ha demostrado que, reduciendo al máximo el consumo de alcohol, las cifras de tensión se reducen también. Lo aconsejable es no tomar alcohol, pero se acepta como máximo al día:
  - 1 vaso de vino
  - 1 botellín de cerveza
  - 1 copa de brandy o whisky

  Estas cantidades son para el hombre, la mujer es más sensible a los efectos del alcohol, por lo que se aconseja exactamente la mitad de lo permitido al varón.

- Restricción de la toma de café o té: Los grandes bebedores de café o té deben reducir la ingesta a un máximo de 2 tazas al día. Sin embargo, lo ideal es tomar el café descafeinado.

NORMAS DIETÉTICAS

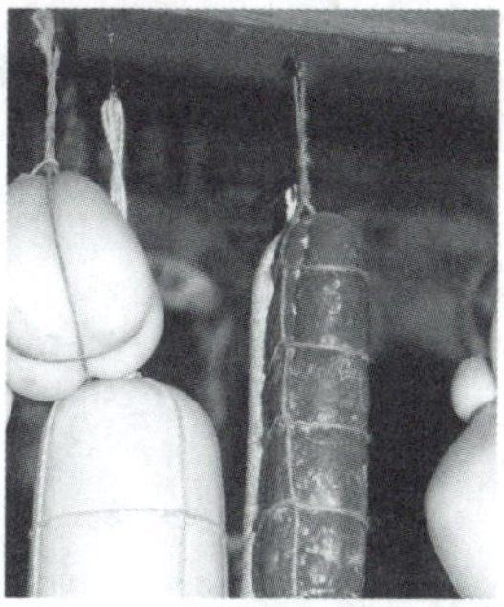

- Evite alimentos ricos en sal o reduzca al máximo su consumo. Éstos son:
  - Todos los alimentos en conserva
  - Embutidos crudos curados, cocidos y adobados
  - Queso, excepto los elaborados sin sal
  - Productos en salazón: jamón, bacalao
  - Mantequilla
  - Pan
  - Sopas y caldos preparados: cubitos de caldo

- Modere la cantidad de sal al cocinar: Si quiere dar sabor a los alimentos, añada a sus platos otros ingredientes que no suban la tensión como:

- Limón	- Laurel	- Canela
- Cominos	- Nuez moscada	- Perejil
- Pimienta	- Orégano	- Ajo

- Todas las sustancias que lleven en su composición la palabra «sódico» deben evitarse:
  - Bicarbonato sódico
  - Glutamato sódico
  - Ciclamato sódico
  - Fosfato sódico

- Cuidado con la utilización de ciertos medicamentos sin consultar con el médico:
  - El sodio es el responsable de la retención líquida en el organismo y, por lo tanto, de la elevación de la tensión arterial. Pues bien, hay medicamentos tales como algunos comprimidos efervescentes o el bicarbonato sódico que lo contienen en su composición y su mal uso puede provocar hipertensión arterial.
  - Otro tipo de fármacos de uso muy extendido que pueden ser causantes de hipertensión son algunos antigripales que llevan en su composición vasoconstrictores para reducir la destilación nasal y que pueden llegar a tener graves consecuencias... ¡¡¡No se automedique!!!

TABAQUISMO

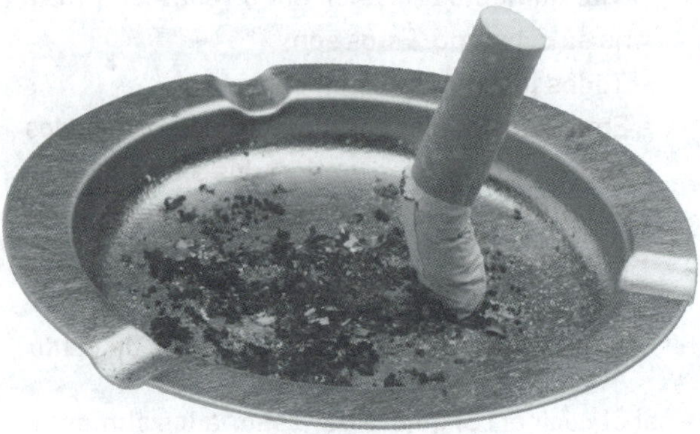

Voy a utilizar sólo unas líneas para acercarles a este problema de salud mundial que supone la adicción al tabaco o tabaquismo. Este apartado va especialmente dedicado a todos los fumadores que quieren dejarlo y no encuentran la manera de hacerlo.

En España fallecen unas 45.000 personas cada año por efecto directo del tabaco; en el mundo entero las defunciones ascienden a 3 millones al año. El número de fumadores en España ronda los 12 millones, dándose el hecho curioso de que en los últimos años ha descendido ligeramente el consumo en el varón, aumentando en la mujer.

En cualquier cajetilla de tabaco se pueden leer frases como éstas:

«Las autoridades sanitarias advierten que el tabaco perjudica seriamente la salud.»

«Las autoridades sanitarias advierten: fumar provoca enfermedades cardiovasculares.»

«Las autoridades sanitarias advierten: fumar provoca cáncer.»

No es propaganda subliminal, sino la cruda y dura realidad, ya que cada 10 segundos fallece una persona en el mundo a consecuencia del consumo del tabaco.
Este simple recorrido por las enfermedades causadas por el tabaco le hará reflexionar y ojalá le ayude a tomar la decisión de **dejar de fumar**. Son las siguientes:

- **Cáncer de**
  - Labio, laringe, faringe
  - Esófago
  - Tráquea, bronquio, pulmón
  - Estómago
  - Páncreas
  - Vejiga
  - Riñón
  - Cuello del útero

- **Enfermedades cardiovasculares**
  - Aneurisma aórtico
  - Parada cardíaca
  - Arteriosclerosis
  - Infarto agudo de miocardio
  - Angina de pecho
  - Hipertensión
  - Trombosis, embolia y hemorragia cerebral

- **Enfermedades del aparato respiratorio**
  - Enfermedad pulmonar obstructiva crónica
  - Bronquitis crónica
  - Enfisema

- **Enfermedades del aparato digestivo**
  - Úlcera de estómago y duodeno

- **Deficiencias en el feto de la mujer fumadora**
  - Fetos con bajo peso al nacer
  - Mayor tasa de abortos
  - Nacimientos prematuros
  - Mayor índice de mortalidad infantil

Si los perjuicios del tabaco no le parecen motivo suficiente para dejar de fumar, ahí van los **beneficios** que muy posiblemente sí le sirvan de acicate para **abandonar este hábito**.

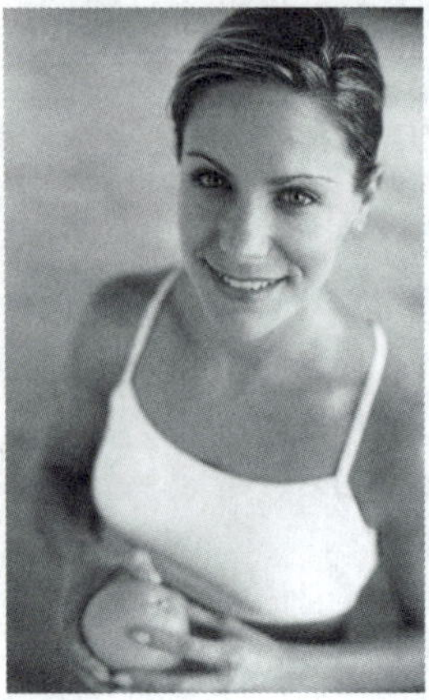

- A los pocos minutos de dejar de fumar, su corazón empieza a latir de forma más reposada, hasta alcanzar la frecuencia normal. Su tensión arterial se normaliza y sus pies y manos recuperan la temperatura normal.
- Al día siguiente de dejar de fumar, está demostrado estadísticamente que se tiene menos riesgo de padecer un infarto agudo de miocardio o una angina de pecho.
- Dos días después, comienza a descubrir nuevos sabores, ya que las papilas gustativas y olfativas vuelven a recuperar su función.
- Tres días después, puede caminar trayectos que antes le costaba un esfuerzo enorme, ya que la capacidad pulmonar se ha incrementado.
- Dos meses después de dejar el tabaco, las sustancias nocivas del tabaco, más de 4.000, han dejado de hacer efecto en sus arterias, corazón y aparato respiratorio y, como resultado, funcionan 3 veces mejor que cuando fumaba.
- De 1 a 4 meses después de dejar de fumar, cada día se va encontrando mejor, disminuye la tos y todo el sistema de limpieza pulmonar y bronquial funciona prácticamente al cien por cien.
- A los diez años, usted tiene las mismas probabilidades de padecer un cáncer de esófago, laringe, boca o vejiga que las personas que no han fumado nunca.

A partir de aquí le propongo que deje de fumar, será la decisión más importante e inteligente que usted haya tomado en los últimos años de su vida.

Si quiere dejar de fumar y sigue los consejos que a continuación le doy, seguro que puede conseguirlo.

PLAN PARA DEJAR DE FUMAR

Es muy importante valorar los motivos por los que uno quiere dejar de fumar. Escriba en una hoja las circunstancias que le llevan a fumar y en otra las que le hacen querer dejarlo. Si, una vez escritas y comparando ambas, observa que los motivos para dejar de fumar son más importantes que los motivos para seguir fumando, está en disposición de hacer el plan para dejar de fumar (si no es así, deje este capítulo para mejor ocasión).

No tire nunca la hoja de los motivos para dejar de fumar, ya que en situaciones de debilidad ha de releerla para reforzar su voluntad.

- Debe elegir un día para dejar de fumar. Procure que el día elegido no coincida con épocas de mucho trabajo, exámenes o estrés. Son días buenos el comienzo de un fin de semana o puente, fechas de vacaciones, cumpleaños o temporadas de mayor relax en el trabajo o en los estudios.

- Apóyese en algun amigo o familiar que haya dejado de fumar. Es fundamental poder recurrir a él en cualquier momento, especialmente en los más difíciles. Le dará el consejo más adecuado, ya que ha pasado por la misma situación. Confíe en esa persona. Lleve siempre a mano su teléfono móvil o su dirección de correo electrónico.

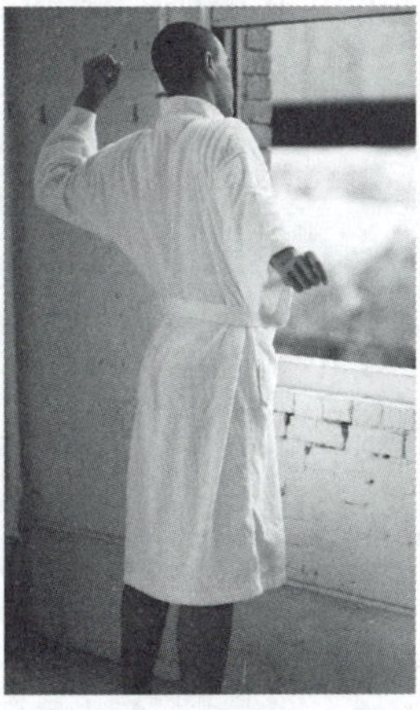

CÓMO ACTUAR EL DIA SEÑALADO PARA DEJAR DE FUMAR

- Al levantarse, piense que va a ser un día muy importante en su vida y que ha tenido la fuerza de voluntad suficiente para emprender un camino, en principio costoso, pero al final muy reconfortante.

- No piense en que no volverá a fumar nunca más, piense sólo en el día de hoy. Va a ir día a día, esforzándose en no fumar.

- Nada más despertarse, levántese y ponga a funcionar sus bronquios y pulmones, haga 2 tandas de 10 inspiraciones y espiraciones profundas seguidas. No importa si tose o expectora, hágalas.

- Dúchese con agua lo más caliente que soporte y termine con agua fría, le servirá de relajación.

- Desde las primeras horas de la mañana, beba agua y zumos de frutas naturales, en grandes cantidades (alrededor de 3 litros).

¿QUÉ ALIMENTOS DEBE TOMAR EN EL DESAYUNO, COMIDA Y CENA?

Si mejora sus hábitos de alimentación, le será mucho más fácil dejar el tabaco.
A continuación deténgase en los consejos básicos para la persona que ha comenzado un plan para dejar de fumar.

- Se deben eliminar todas las bebidas que habitualmente se toman al fumar:
  - Café
  - Té
  - Refrescos dulces
  - Alcohol
  - Cerveza

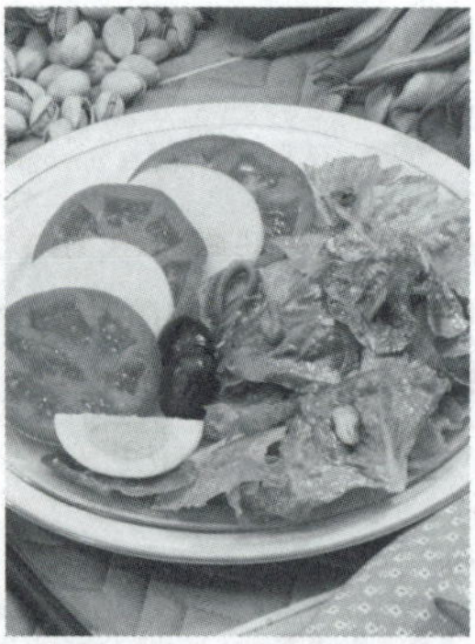

- El desayuno debe ser abundante, no deben faltar proteínas (como la del jamón), cereales, grasas vegetales (como la del aceite de oliva), productos lácteos (leche, queso o yogur) y frutas.

- Para comer y cenar, hay que aumentar el consumo de verduras, legumbres, frutas, pescado y cereales integrales y disminuir el de carnes, conservas y grasas animales.

- Hay que sentarse a comer lo más relajado posible, masticando bien los alimentos y, a ser posible, en compañía.

- Después de la toma de alimentos, es cuando más ganas va a tener de fumar. ¿Qué debe hacer para evitar la tentación?
  - Lávese los dientes inmediatamente.
  - Camine, pasee cuanto más tiempo, mejor.
  - Ayude a quitar la mesa.
  - Friegue los platos.
  - Realice algún ejercicio manual.
  - No pase mucho tiempo delante del televisor.
  - Recupere sus viejas aficiones.

- Hay que aumentar la actividad física. Camine, como mínimo, una hora al día y, si le apetece, vuelva a hacer deporte. Su organismo se lo agradecerá y le ayudará a vencer al tabaco.

- Un ciclista de la década de los setenta, Van Impe, decía: «El deporte proporciona un placer, cuando menos, igual al de un cigarrillo.»

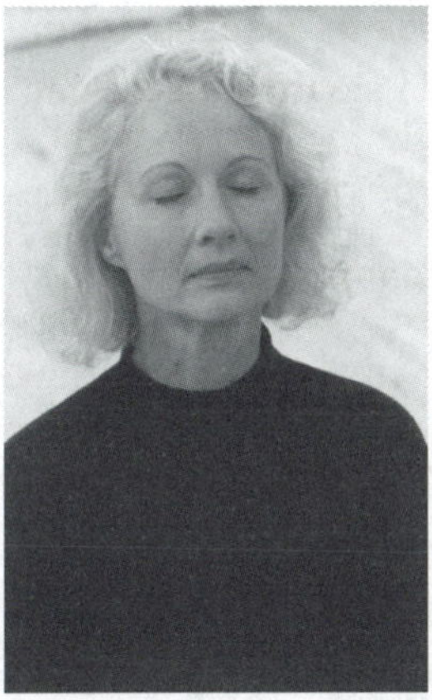

ESTRATEGIAS QUE DEBEMOS PONER EN MARCHA CUANDO EL DESEO DE FUMAR APAREZCA

- Relájese, la técnica más sencilla y fácil es hacer inspiraciones y espiraciones profundas y lentas durante 3 o 4 minutos.

- Beba un vaso de agua o zumo de frutas.

- Utilice productos para tener en la boca: chicle sin azúcar, gajos de naranja, aceitunas, zanahorias.

- El deseo compulsivo de fumar no dura más de 30 segundos. ¡Mire su reloj y espere ese tiempo! Una vez pasado, habrá superado el peor momento.

Con estas estrategias, seguro que logra pasar el primer día libre de tabaco.

¿QUÉ HACER DURANTE LOS 7 DíAS SIGUIENTES?

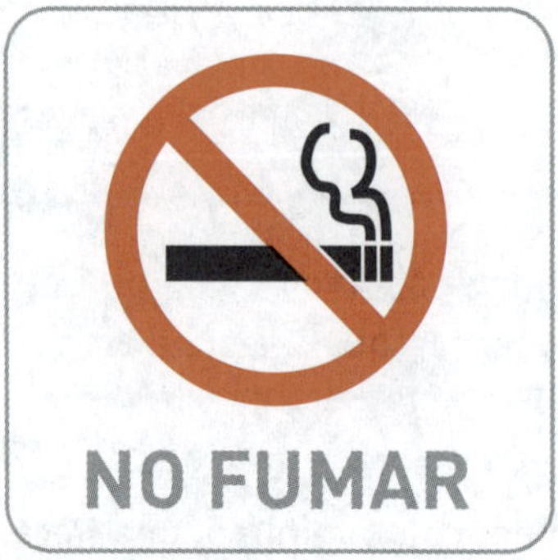

- En su tiempo de ocio, evite las reuniones y las fiestas, es preferible salir al aire libre. Si sale con amigos que fumen, pídales que no lo hagan en su presencia. Vaya al cine, al teatro, a espectáculos deportivos en lugar de salir a tomar una copa.

- En el trabajo, tenga siempre en su mano un bolígrafo, será el sustituto de su cigarrillo. No tenga ceniceros sobre su mesa de trabajo. Tenga siempre a mano una botella de agua y beba cuando sienta la necesidad de fumar.

- En casa, no debe tener objetos que le hagan recordar el tabaco como:
  - Ceniceros
  - Encendedores
  - Paquetes de tabaco
  - Tabaco de pipa
  - Pipa
  - Cortapuros
  - Etc.

- Pídale comprensión a su pareja, y si fuma intente convencerla para que le acompañe en su decisión o, al menos, que se la facilite, no fumando en su presencia.

- Limpie bien tapicerías, cortinas, visillos, cuadros, sofás y sillas para quitarles el olor a tabaco.

¡¡¡SIGA EL SIGUIENTE DECÁLOGO!!!

01 No se relaje; no fume ¡¡¡NI UN SOLO CIGARRILLO!!!

02 Piense que, entre otras ventajas, está la del ahorro de dinero. Con lo que se ahorra, haga un regalo a la persona que le esté ayudando a dejar de fumar.

03 Recuerde que, como los ciclistas de las grandes vueltas, su llegada es día a día y su meta, llegar a la hora de acostarse sin haber probado el tabaco.

04 No tenga objetos que le recuerden el tabaco.

05 Durante los 10 primeros días, evite ir a lugares donde se fume habitualmente.

06 Tenga siempre a mano una botella de agua, un chicle sin azúcar o una pieza de fruta para vencer posibles tentaciones.

07 En los momentos peligrosos del día, ponga en marcha las técnicas de relajación.

08 Camine todos los días como mínimo una hora y, si hace deporte a diario, mucho mejor.

09 Tenga siempre algún objeto en la mano, que sustituya al cigarrillo.

10 Lleve siempre consigo el listado de motivos por los que decidió dejar de fumar. En los momentos de debilidad, léalos pausadamente.

AYUDA FARMACOLÓGICA

Debe ser el médico quien le asesore siempre sobre la utilización de los medicamentos existentes y los productos que ayudan a deshabituar a los fumadores de los efectos de la nicotina. Existen distintos fármacos:

- Medicamentos a base de nicotina en forma de:
  - Chicles
  - *Sprays*
  - Parches

- Fármacos que actúan sobre el sistema nervioso central:
  - Bupropión

Y recuerde siempre esto:

«Dejar de fumar es una de las decisiones más importantes e inteligen-tes que va a tomar a lo largo de su vida.»

HIPERCOLESTEROLEMIA

DEFINICIÓN Y GENERALIDADES

Cuando se produce un aumento de los niveles de colesterol en sangre por encima de 200 mg/dl, hablamos de hipercolesterolemia.

El colesterol es una grasa fundamental para la vida humana. Es una fuente de energía absolutamente necesaria para que se realicen los procesos metabólicos de nuestro organismo. Forma parte de la pared celular y es necesario para la síntesis de hormonas. También podemos encontrarlo en la bilis o en la vaina que envuelve a los nervios.

El colesterol se obtiene por dos vías: bien de los alimentos que comemos o bien siendo sintetizado por nuestro organismo, fundamentalmente por el hígado. Se almacena en unas células especiales llamadas adipocitos.

El colesterol no viaja solo por el torrente sanguíneo, sino que necesita unirse a unas proteínas que le sirven de vehículo de transporte. Estas proteínas reciben el nombre de lipoproteínas

Son cuatro las principales lipoproteínas:

- Quilomicrones
- Lipoproteínas de muy baja densidad o VLDL
- Lipoproteínas de baja densidad o LDL
- Lipoproteínas de alta densidad o HDL

Seguro que usted, se está haciendo ya la pregunta clave; ¿cuál es el colesterol bueno y cuál es el colesterol malo? Se lo explicaré de la forma más sencilla posible:

Hay un tipo de lipoproteínas que retiran el colesterol de las arterias y lo llevan hacia los adipocitos, éste es el denominado colesterol bueno o HDL. Por el contrario hay otro tipo de lipoproteínas que transportan el colesterol desde las células grasas hacia las arterias, depositándolo en ellas, es el denominado colesterol malo o LDL.

Colesterol bueno = HDL. Colesterol malo = LDL.

Valores ideales:

Colesterol totaL: entre 140-200 mg/dl

HDL: por encima de 50 mg/dl

LDL: por debajo de 130 mg/dl

CAUSAS

El colesterol puede aumentar por diferentes motivos:

- Comidas desequilibradas ricas en grasas saturadas y colesterol.
- Hipotiroidismo o un bajo funcionamiento del tiroides.
- Enfermedades del hígado como la cirrosis.
- Diabetes sin un buen control.
- Insuficiencia renal.
- Enfermedad hereditaria.

SÍNTOMAS

La mayoría de las personas que tienen el colesterol elevado **no tienen síntomas**, de ahí la importancia de realizar controles periódicos a través de los análisis de sangre. No podemos olvidar que los valores altos de colesterol en sangre suponen un riesgo importante de padecer enfermedades de las arterias coronarias que pueden dar lugar a una **angina de pecho o a un infarto agudo de miocardio**.

Los pacientes que tienen valores de colesterol total en sangre por encima de 300 mg/dl tienen el doble de probabilidades de padecer un infarto agudo de miocardio frente a los que lo tienen entre 140/200 mg/dl.

Cuando los niveles de colesterol total en sangre son elevados, éste se puede depositar en la piel, dando lugar a lesiones de color blanquecino-amarillento denominadas xantomas, cuyo lugar de aparición más frecuente es en párpados y cejas.

DIAGNÓSTICO

Es sencillo, se realiza siempre a través de un análisis de sangre.
Para que el análisis dé un resultado fiable, la persona debe llevar en ayunas al menos 12 horas.

TRATAMIENTO

- Si una persona es obesa, tiene más probabilidades de tener el colesterol elevado. Por lo tanto... ¡ guerra a la obesidad! Repase el capítulo de obesidad.
- Ejercicio: se ha comprobado que caminar a paso ligero 1 hora al día, 5 días a la semana, puede llegar a disminuir considerablemente los niveles de colesterol en sangre.
- El tabaco es un importante aliado de la hipercolesterolemia, contra nuestro sistema cardiocirculatorio, por lo tanto, abandone el hábito tabáquico.
- Dieta con bajo contenido en colesterol y grasas saturadas.
- Tratamiento farmacológico. Hay distintas familias de fármacos para combatir el colesterol:
  - Absorbentes de los ácidos biliares
  - Inhibidores de la síntesis de lipoproteínas
  - Fibratos
  - Inhibidores de la coenzima A reductasa (estatinas)

! NORMAS DIETÉTICAS PARA REDUCIR Y MANTENER CONTROLADOS LOS NIVELES DE COLESTEROL

- Hay que reducir de la dieta los alimentos que elevan el colesterol que son:

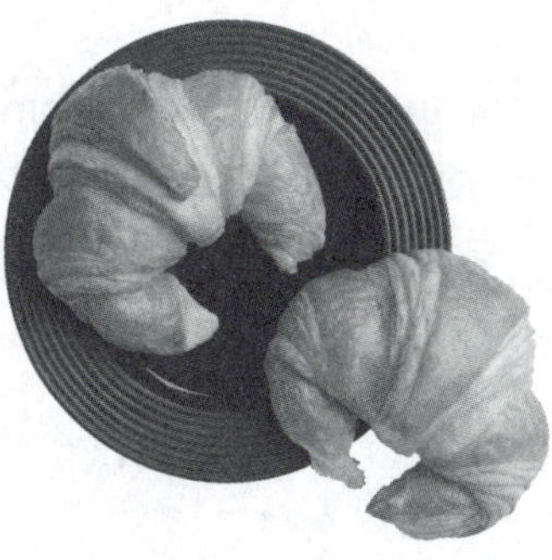

- Bollería y pastelería
- Mantequilla y margarina
- Embutidos
- Tocino
- Despojos (productos de casquería)
- Lácteos enteros
- Hamburguesas
- Salchichas
- Quesos secos y grasos
- Bebidas alcohólicas
- Helados
- Flanes
- Batidos
- Natillas

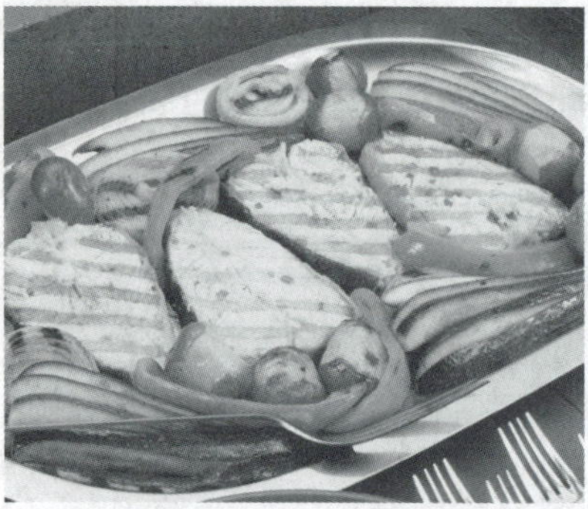

- Sólo dos días en semana podrá tomar:
  - Ternera, buey, cerdo magro, jamón
  - Mariscos, crustáceos y moluscos
  - Huevos
  - Quesos frescos
  - Requesón
  - Chocolate con cacao

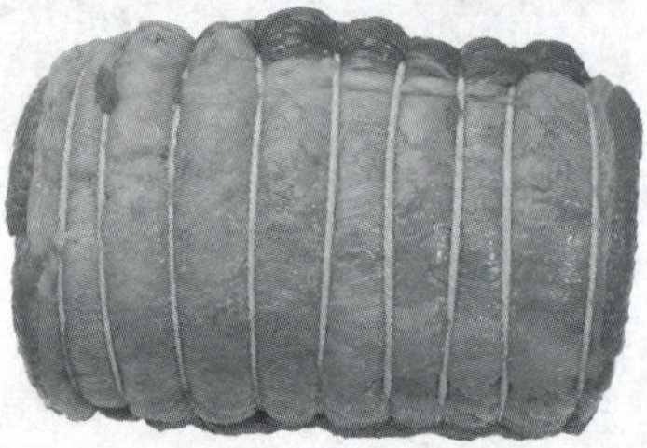

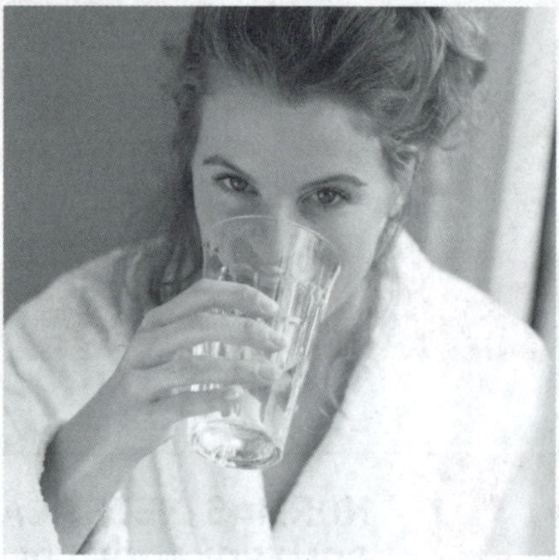

- La alimentación ideal debe ser a base de:
  - Cereales
  - Aceite de oliva (2 cucharadas al día)
  - Aceite de girasol o maíz
  - Frutas
  - Leche y yogur descremados
  - Verduras
  - Legumbres guisadas. ¡Cuidado con los tropezones de tocino con que suelen cocinarse!
  - Patatas hervidas o al vapor
  - Pescado blanco y azul
  - Conejo
  - Pollo y pavo sin piel
  - Conservas de atún y sardinas en aceite de oliva

- Se deben beber 2,5 l de agua en total al día, sumando el agua consumida en sopas, caldos, etc.

- El máximo de alcohol recomendado es:
  - 2 copas de vino
  - 2 vasos de cerveza

TRIGLICÉRIDOS

Hemos estado hablando del colesterol, pero, ¿qué son los triglicéridos? Son sustancias grasas necesarias para nuestro organismo, al igual que el colesterol, pero de diferente composición.

- Se almacenan en el hígado o son utilizados como fuente de energía.

- Las causas de elevación de los triglicéridos son las siguientes:
  - Consumo desmesurado de alcohol
  - Diabetes descontrolada
  - Factor hereditario
  - Comidas muy abundantes
  - Lesiones renales
  - Toma de medicamentos como:
    Anticonceptivos orales
    Corticoides

Cifra normal de triglicéridos (tg) en sangre: 10-160 mg/dl.

Las normas dietéticas para el control del colesterol antes expuestas sirven también para mantener controlados los niveles de TG.

ISQUEMIA CORONARIA

Bajo este nombre se asocian dos enfermedades de las arterias coronarias:
Angina de pecho.
Infarto agudo de miocardio.

DEFINICIÓN

Angina de pecho. Se presenta como un dolor agudo en el centro del pecho, que dura menos de 15 minutos y que puede ser un aviso o paso previo al infarto agudo de miocardio. El dolor se produce por una falta de oxígeno transitoria del músculo cardiaco.

Infarto agudo de miocardio. Dolor agudo e intenso en la zona precordial (delante del esternón) que se produce habitualmente como consecuencia de la obstrucción de una arteria coronaria, dando lugar a la muerte o necrosis del tejido cardiaco por una falta de oxígeno mantenida.

A partir de este momento, nos centraremos en el **infarto agudo de miocardio**, ya que tanto el diagnóstico como las medidas preventivas, son comunes para ambas enfermedades.

INFARTO AGUDO DE MIOCARDIO (IAM). CAUSAS

El IAM se produce por una **obstrucción parcial o total de una de las arterias coronarias**. La obstrucción puede deberse a:

- Un coágulo sanguíneo, habitualmente producto de una placa de ateroma.
- Un émbolo (coágulo que circula por la sangre) producido por el propio corazón.
- Un espasmo coronario.

SÍNTOMAS

- Dolor en el pecho. Los pacientes lo relatan como si tuvieran una losa que no les deja respirar. Es un dolor opresivo.
- El dolor suele irradiarse hacia el brazo izquierdo o la espalda (aunque puede manifestarse de distintas formas).
- El dolor no desaparece con el reposo ni con la administración de nitroglicerina sublingual (en la angina sí cede con este medicamento).
- No es infrecuente la aparición de sudoración profusa (sudor frío), náuseas y vómitos.
- En ocasiones, cuando el infarto se produce en la cara diafragmática del corazón, el paciente sólo relata los síntomas digestivos antes reseñados, además de un dolor abdominal (dolor de estómago).
- El paciente puede llegar a notar latidos irregulares (arritmias).

DIAGNÓSTICO

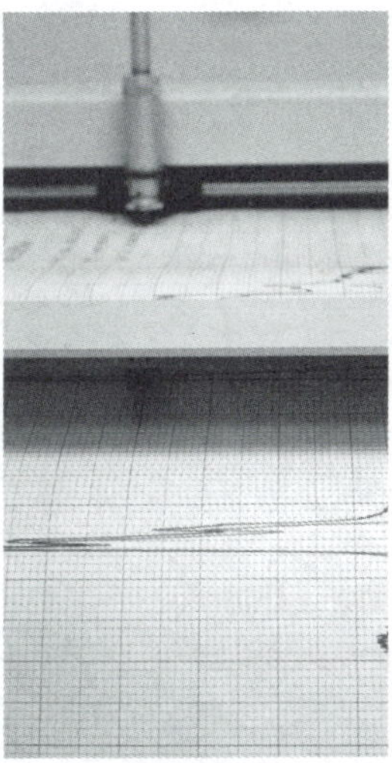

- El médico siempre valora la posibilidad de encontrarse ante un IAM, sobre todo si se trata de un hombre mayor de 35 años o de una mujer mayor de 50 con dolor en el pecho.
- Siempre, ante la sospecha, hay que realizar un electrocardiograma. También hay que hacer:

  Análisis de sangre, para determinar ciertas enzimas que libera el músculo cardiaco cuando se necrosa. La enzima CPK (creatinfosfo-quinasa) se detecta en sangre a partir de las 6 horas de haberse producido un IAM, persistiendo sus niveles elevados hasta los dos días posteriores a la isquemia coronaria.

  Ecocardiograma, para ver en qué medida se ha alterado la función cardiaca tras un IAM.

  Estudio radioisotópico, para determinar la zona donde el flujo sanguíneo es insuficiente por haberse producido la isquemia.

TRATAMIENTO

Tenemos que tener muy claro que un IAM es una situación de urgencia vital, por lo que, si una persona padece los síntomas antes indicados, debe acudir inmediatamente a un médico, o mejor aún, a un centro hospitalario.

El tratamiento de un paciente con IAM, siempre se realiza en un centro hospitalario que disponga de UCI o unidad coronaria.

Quiero que lea las siguientes líneas detenidamente ya que, teniendo claro cómo actuar ante un posible IAM, puede llegar a salvar una vida.

¿CÓMO ACTUAR ANTE UN PACIENTE CON POSIBLE IAM?

En primer lugar y antes de nada, avise al servicio de urgencias.
A continuación:

- Ante una persona que presenta un dolor en el pecho, oblíguele a detener inmediatamente cualquier tipo de actividad.

- Mantenga al enfermo en la posición denominada «lateral de seguridad» si está inconsciente.

- Hable con él y tranquilícele, si está consciente, con frases como:
  - «Tranquilícese, ya verá cómo se le pasa en unos minutos.»
  - «Ya hemos avisado al médico y no tardará en venir.»
  - «No piense en nada malo, el dolor que tiene se le va a quitar.», etc.

- Si el enfermo está consciente y tiene dificultad para respirar, puede sentarle o incorporarle un poco para facilitar su respiración.

- Aflójele el cinturón del pantalón o la cinturilla de la falda, sentirá alivio. Desabróchele el cuello de la camisa y quítele todos los objetos que puedan dificultar su respiración (dentaduras postizas, collares, cadenas, etc.).

- No permita que le rodee mucha gente, esto dificulta el paso del aire, agobia al enfermo y puede contribuir a aumentar su angustia.

- Pregúntele a la persona afectada o a sus familiares o acompañantes si padece alguna enfermedad grave. Si ha tenido algún ataque cardiaco con anterioridad, muy posiblemente lleve algún medicamento encima que alivie su dolencia. En ese caso, ayúdele a buscar el medicamento y a tomarlo.

Pero, y esto es muy importante, sólo debe tomar los medicamentos que él lleve. En ningún caso debe ingerir un medicamento que le ofrezca cualquier otra persona (que no sea un sanitario).

CÓMO PREVENIR UN IAM O UNA ANGINA DE PECHO

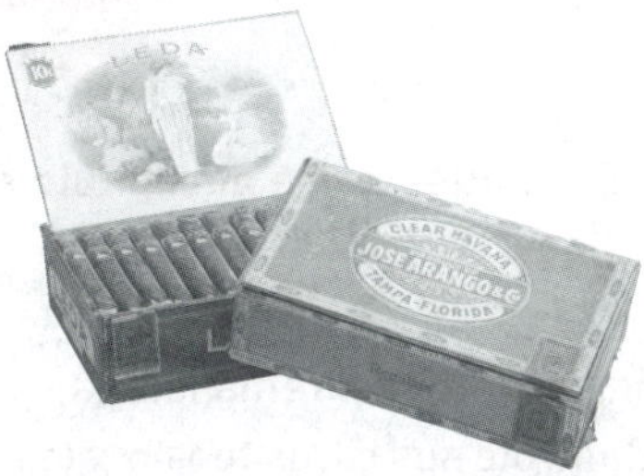

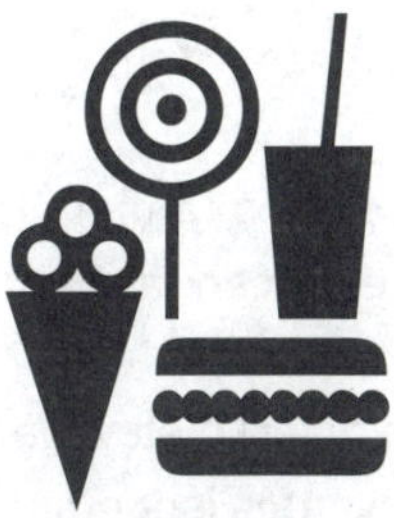

Los hábitos de vida saludables disminuyen, en gran medida, la probabilidad de padecer un IAM o una angina de pecho.
El corazón tiene enemigos que, en ocasiones, se pueden controlar. Son los denominados factores de riesgo coronario. Éstos son:

- El tabaco. Éste factor de riesgo no sólo afecta al aparato respiratorio, sino que también daña las arterias coronarias, facilitando la aparición de placas de ateroma y disminuyendo, por tanto, la llegada de oxígeno al corazón.

- La dieta. Una alimentación desequilibrada y copiosa es muy perjudicial para la salud del corazón.

NORMAS DIETÉTICAS PARA MANTENER SANO SU CORAZÓN

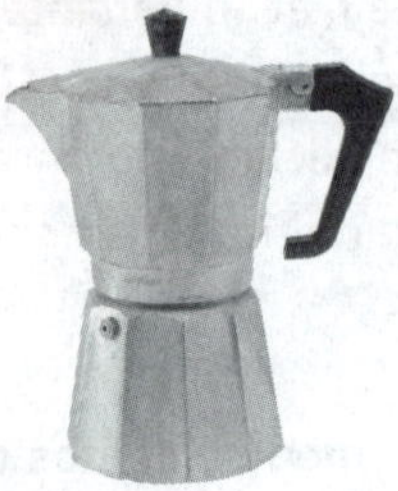

- Debe restringir al máximo la ingesta de sal.
- La cafeína tomada en exceso produce una sobreestimulación dañina para el músculo cardiaco.
- No a las comidas copiosas.
- Debe disminuir la ingestión de grasas saturadas tales como:
  - Mantequilla, margarina y manteca.
  - Leche entera.
  - Vísceras.
  - Productos de bollería, pastelería o panadería elaborados con grasa animal.
  - Grasa de coco y palma.
- Acostúmbrese a la dieta mediterránea. Para ello, revise el capítulo en el que se explican las ventajas de dicha dieta.
- La tensión arterial elevada, o hipertensión, favorece sobremanera la aparición de eventos isquémicos cardiacos. Controle sus cifras tensionales.
- La obesidad y el sobrepeso predisponen a padecer trastornos cardíacos, ya que el corazón tiene que hacer un esfuerzo añadido para poder tirar de un cuerpo sobrado de kilos. ¡¡Suelte lastre!! Su corazón se lo agradecerá.
- El ejercicio es uno de los mejores aliados del corazón. Caminando una hora diaria a paso ligero, logramos hacer descender: las cifras de tensión elevadas, la glucosa en el paciente diabético y la grasa sobrante en el obeso, entre otros efectos beneficiosos.
- Si le quita estrés y presión a su vida diaria, el corazón se sentirá más feliz y menos agobiado. Aprenda a relajarse y a realizar actividades lúdicas que le reconforten.

DIENTES SANOS

INTRODUCCIÓN

Muchas enfermedades, tienen su origen en una boca descuidada, con caries o inflamaciones de las encías (gingivitis).

Así, por ejemplo, algunas malas digestiones se deben a la dificultad para masticar, por falta de piezas dentales o caries que provocan dolor. Incluso se ha demostrado la relación de unas bacterias que se replican en las caries, con la aparición de algunos episodios de isquemia coronaria (estreptococo mutans) y es bien conocida la presencia del estreptococo beta hemolítico A de la fiebre reumática en la boca infectada y su relación con la endocarditis bacteriana. Como motivos no faltan, es fundamental cuidarse mucho la boca. ¿Cómo hacerlo?

- Hay que acudir al odontólogo: la medicina preventiva es fundamental para mantener sano su organismo y, en este caso concreto, se debe acudir al dentista u odontólogo una vez cada 6 meses para mantener la boca sana.
- Se puede prevenir la caries: la caries dental no es más que una zona que ha perdido su capa resistente (esmalte), que tiene como consecuencia la aparición de una cavidad que avanza hacia el interior de la pieza dentaria.

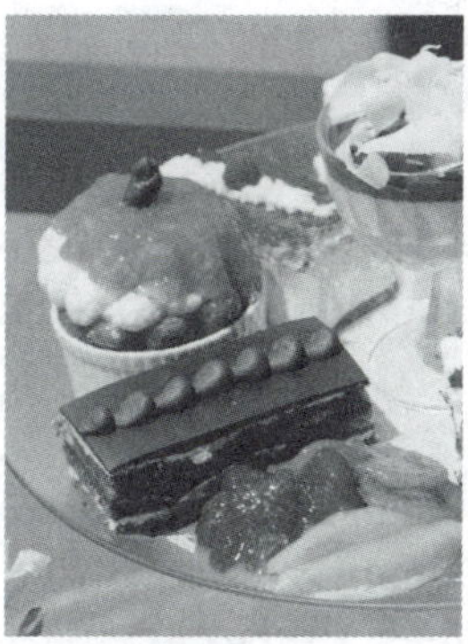

MEDIDAS PREVENTIVAS DE LA CARIES DENTAL

- Hay que evitar los alimentos con residuo ácido como:
  - Productos de repostería
  - Azúcar blanca
  - Caramelos
  - Jalea
  - Chicles con azúcar
  - Miel

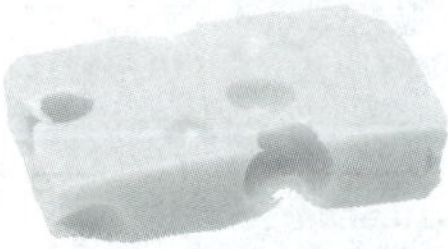

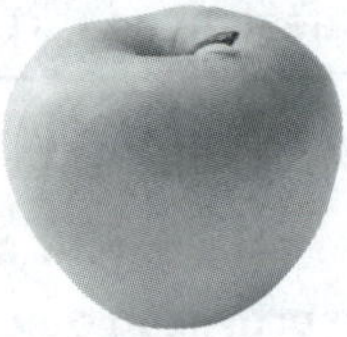

- Los alimentos que hacen de la boca un medio básico son los verdaderos amigos de sus dientes. Entre éstos se encuentran:
  - Jamón
  - Carnes y pescados
  - Leche
  - Frutas frescas
  - Verduras
  - Almendras, avellanas, nueces
  - Quesos del tipo gruyère o cheddar.

La mejor manera de finalizar una comida es tomando fruta, que puede ser considerada el dentífrico más natural.

- Se deben tomar alimentos que le obliguen a masticar, ya que la masticación mantiene en forma sus dientes, encías y mandíbulas.

- Mientras que la utilización del chicle con azúcar puede llegar a producir caries, se ha demostrado que masticar chicles con xilitol después de las comidas durante 45 minutos tiene el mismo efecto preventivo que limpiarse los dientes.

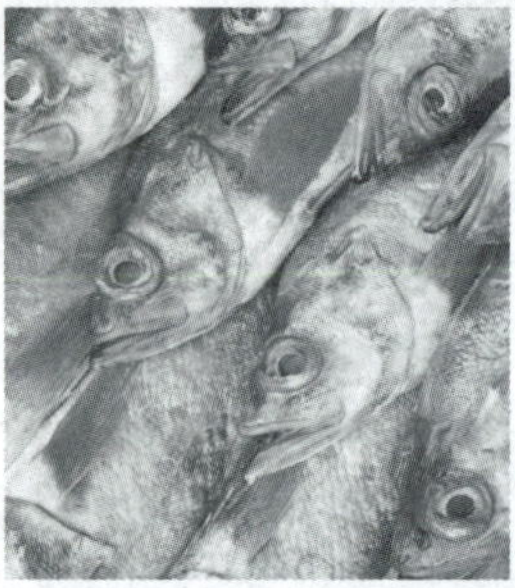

- **El flúor** es un micronutriente fundamental para la prevención de la caries dental. Su función principal en el organismo es la formación de dientes y huesos.

  Fuentes naturales de flúor:
  - Té (preferentemente el té negro).
  - Pescado de mar.
  - Agua potable.

- Las autoridades sanitarias mundiales deben procurar que se realicen fluoraciones en aquellos lugares donde el contenido de flúor en las aguas potables es bajo.

- No obstante, en España, las comunidades autónomas facilitan la realización de colutorios fluorados en las escuelas cuando se hacen las revisiones médicas periódicas y la vacunación de los niños.

- Tenga en cuenta que, en la aparición de una caries dental, tiene más relevancia el tiempo de contacto de la sustancia azucarada con el diente, que la cantidad de azúcar ingerida. Dicho de otra manera: es menos dañino para los dientes masticar un caramelo en tres minutos que tomar una bebida azucarada en media hora.

CEPILLADO DENTAL

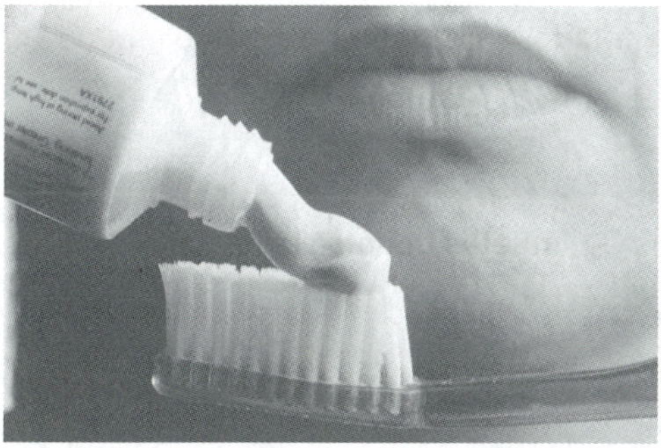

- Debe realizarse en los 10 minutos posteriores a la finalización del desayuno, comida y cena.

- El cepillado dental más importante es el de después de la cena, ya que durante la noche, mientras se duerme, no se realizan movimientos con la lengua que permitan arrastrar los residuos de los alimentos y disminuye la producción de saliva, por lo que la actuación nociva de las bacterias de la boca se multiplica sobremanera.

- El cepillo debe colocarse en paralelo contra la superficie de la encía.

- El movimiento del cepillado debe ser:
  - Arcada superior: En sentido vertical (dientes y muelas del maxilar superior) de arriba abajo, por la parte anterior y posterior.
  - Arcada inferior: En sentido vertical (dientes y muelas del maxilar inferior) por la parte anterior y posterior.

- El cepillado es correcto cuando se hace el movimiento en sentido vertical, girando la muñeca de la mano con que se sujeta el cepillo.

- No hay que olvidarse de limpiar la superficie superior de las muelas, la parte con que se trituran los alimentos, mediante un movimiento de barrido con el cepillo dental.

- El cepillado debe ser enérgico, para lograr extraer todos los restos alimenticios y fortalecer las encías mediante el masaje recibido.

- Con 3 minutos de cepillado dental es suficiente, si éste se realiza de forma correcta.

- Debe guardar un orden de cepillado, para que no se olvide ninguna zona. Éste sería un orden lógico:

Arcada superior cara externa:
Muelas de un lado → dientes → muelas del otro lado

Arcada superior cara interna:
Muelas de un lado → dientes → muelas del otro lado

Arcada inferior cara externa
Muelas de un lado → dientes → muelas del otro lado

Arcada inferior cara interna
Muelas de un lado → dientes → muelas del otro lado

Superficie de trituración de las muelas

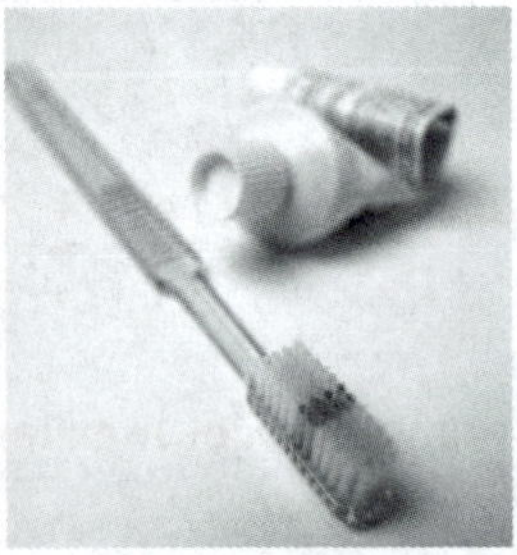

EL CEPILLO IDEAL

Debe cumplir algunas condiciones:

- Dureza de los filamentos: la dureza, dependerá del estado de salud de sus encías, para evitar el sangrado de las mismas. En circunstancias normales, se aconseja una dureza media, para realizar un buen masaje de las encías.

- Tamaño: la cabeza del cepillo debe ser pequeña, para permitir un fácil acceso a cualquier parte de la cavidad oral.

- Conservación: para que el cepillo realice su funcion de forma óptima, es imprescindible que esté seco al comienzo del cepillado. Por esto se recomienda tener dos cepillos para alternarlos, así siempre tendrá siempre seco uno de los dos. No cubra el cepillo húmedo con tapas protectoras, ya que puede ser foco de crecimiento de hongos y bacterias. Déjelo secar al aire.

- ¿Cuándo cambiar el cepillo?: El cepillo debe cambiarse cuando los filamentos estén abiertos o comiencen a romperse por la base o cuando haya perdido firmeza.

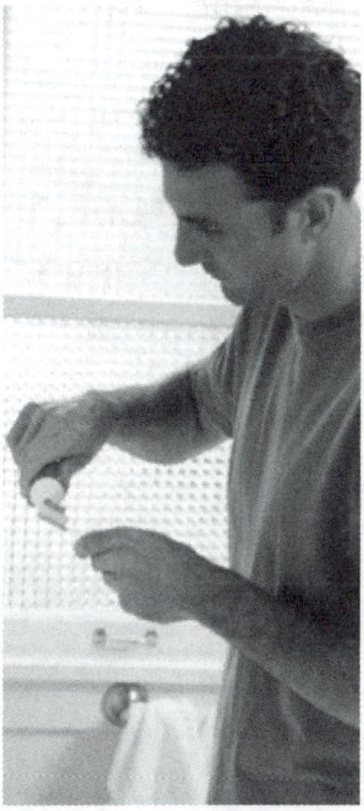

EL DENTÍFRICO MÁS EFICAZ

- El dentífrico más eficaz es aquel que permita, gracias a su composición, una potenciación del efecto mecánico del cepillado, que no dañe los tejidos de la boca, que sea antiséptico y que contenga una proporción adecuada de flúor para prevenir la caries dental.

- Mientras que el déficit de flúor predispone a la aparición de la caries dental, el exceso de flúor puede producir manchas en los dientes y un desequilibrio en los diversos constituyentes del diente, así que, como siempre, las cosas en su justa medida, que en el equilibrio está lo bueno.

LA SEDA DENTAL Y LOS CEPILLOS INTERPROXIMALES

- Un buen cepillado limpia las zonas expuestas de las piezas dentales, pero las carillas interdentales sólo podemos sanearlas con la seda dental y los cepillos interproximales, que deben utilizarse de forma habitual. Nunca emplee los palillos en su sustitución, podría provocar un daño irreversible en su esmalte dental.

CEPILLADO Y RASCADO DE LA LENGUA

- La lengua, es un componente más de la cavidad oral. Debe mantenerse limpia para que actúen a pleno rendimiento las papilas gustativas, ya que gracias a ellas se siente el sabor de los alimentos y se evita el mal aliento. Para ello se utiliza el cepillo y el rascador lingual.

- El rascador lingual es una especie de rastrillo en miniatura, que desprende y arrastra los residuos alimenticios que se quedan en la parte posterior de la lengua, zona de difícil acceso.

- El movimiento a realizar con el rascador lingual es siempre de atrás hacia delante; alrededor de diez pasadas al día (después de las comidas) son suficientes para asegurar una correcta limpieza de la lengua.

- Debe acostumbrar a sus hijos a mantener una higiene bucal correcta desde niños, ya que es la mejor manera de prevenir las enfermedades de la cavidad oral; se lo agradecerán cuando sean mayores.

PSORIASIS

DEFINICIÓN

La psoriasis es una enfermedad de la piel que se caracteriza por la aparición de lesiones escamosas de color claro plateado y tamaño variable, que aparecen y desaparecen periódicamente en brotes. En España se calcula que un millón de personas la padecen.

CAUSAS

Se produce el crecimiento y la multiplicación excesiva de las células de la capa superficial de la piel, sin saber qué estimula esta proliferación.

Sin embargo son muchas y muy variadas las circunstancias que intervienen en la aparición de esta enfermedad:

- Existe una predisposición genética a padecer la psoriasis. Es muy frecuente ver afectados a varios miembros de una misma familia.
- Se plantea que una alteración del sistema inmunitario puede ser el responsable de la proliferación celular exagerada.
- La alimentación juega un papel determinante en la aparición de la enfermedad y en las exacerbaciones o brotes de la misma. Está demostrado que alimentos como frutas y verduras mejoran la sintomatología de los psoriásicos; sin embargo, si la alimentación es rica en carne, que aporta ácidos grasos saturados a la dieta, las lesiones cutáneas empeoran.

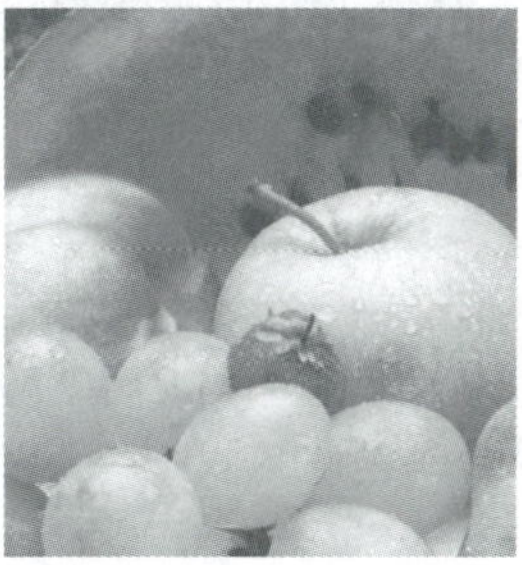

- Los fumadores de más de media cajetilla diaria duplican el riesgo de padecer la enfermedad.
- Al igual que sucede con el tabaco, el alcohol también duplica el riesgo de padecer psoriasis.
- Las situaciones de estrés o ansiedad pueden ser también el desencadenante de la enfermedad.

SÍNTOMAS

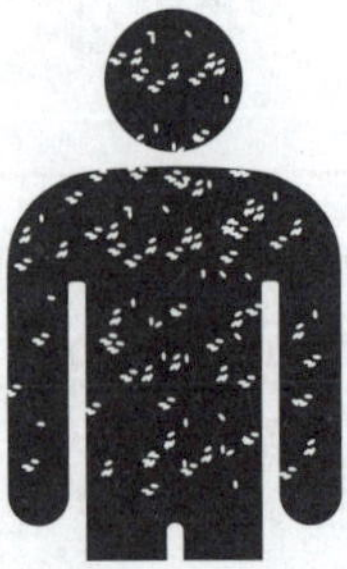

- La psoriasis es más habitual en la raza blanca que en otras. Puede aparecer a cualquier edad, pero es más frecuente entre los 10 y los 40 años.
- La enfermedad se caracteriza por la presencia de lesiones dérmicas de tamaño variable, que aparecen y desaparecen de forma periódica en brotes. Las placas presentan un color plateado en su conjunto.
- Las zonas más frecuentes de aparición de las lesiones son:
  - Codos
  - Rodillas
  - Nalgas
  - Espalda
  - Cuero cabelludo
- Pero también pueden aparecer en:
  - Dedos
  - Cejas
  - Axilas
  - Ombligo
  - Ingles
- Las lesiones son descamativas y raramente producen picor intenso.
- Las articulaciones pueden verse afectadas por esta enfermedad. Es una de las complicaciones más frecuentes y se denomina artritis psoriásica.

DIAGNÓSTICO

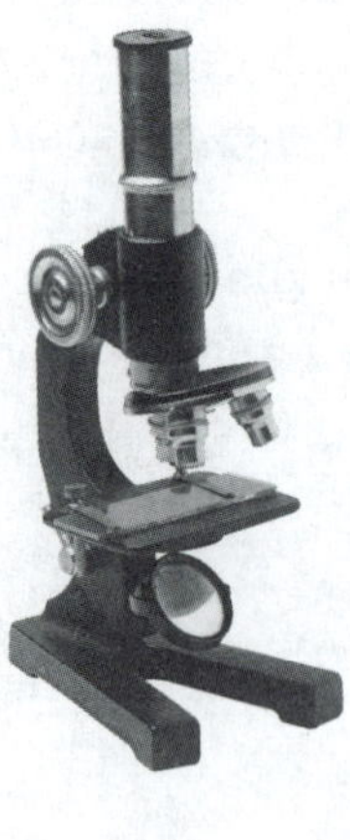

Se orienta por la historia clínica y la observación de las lesiones cutáneas características del enfermo psoriásico.

Puede realizarse una biopsia de piel para ser analizada al microscopio y confirmar el diagnóstico.

TRATAMIENTO

Son muchos los tratamientos utilizados para mejorar la sintomatología del paciente con psoriasis, sin embargo ninguno cura la enfermedad definitivamente.

- Se utilizan cremas y ungüentos a base de:
  - Corticoides
  - Vitamina D
  - Alquitrán de hulla
  - Sustancias emolientes (para lubricar la piel)
  - Ácido salicílico
- El tratamiento PUVA, que es la exposición a los rayos ultravioleta con psoralenos, da buenos resultados, pero debe ser prescrito, vigilado y supervisado por un médico, ya que tiene efectos adversos que hay que controlar.
- También puede utilizarse un anabolizante de origen vegetal, el polypodium leucotomos, comercializado bajo diferentes nombres farmacéuticos.
- Como último recurso y, en casos muy extremos, se emplea la acitretina, un retinoide que, dada la gran cantidad de contraindicaciones y efectos secundarios que puede provocar, también debe ser estrictamente controlado por el médico prescriptor.

! NORMAS DIETÉTICAS PARA EL PACIENTE CON PSORIASIS

- La dieta debe ser rica en beta-carotenos, presentes en alimentos como:
  - Zanahorias
  - Tomates
  - Pimientos
  - Patatas
  - Espinacas
  - Y, en general, en todas las frutas y verduras
- Mediante la toma de ensaladas a base de lechuga, se logra ingerir una buena cantidad de psoralenos naturales, sustancias protectoras de la piel.
- Se debe aumentar la ingesta de pescado y disminuir la de carne, ya que la grasa del pescado es insaturada y lleva ácidos grasos Omega-3, con un claro y beneficioso efecto antiinflamatorio.
- Las dietas vegetales ricas en ácido linoleico, como el aceite de oliva, son la mejor fuente de grasa para el paciente psoriásico.
- En lo referente al alcohol, es importante reseñar que debe reducirse al máximo su ingesta y, si es posible, evitarla totalmente.

ENFERMEDAD DE ALZHEIMER

DEFINICIÓN

Es una enfermedad neurológica que se caracteriza por la atrofia progresiva de la corteza cerebral, dando lugar a la aparición de una demencia presenil.

CAUSAS

Existe una predisposición genética a padecer la enfermedad. Hay cinco genes involucrados en el depósito de una sustancia llamada amiloide en las neuronas cerebrales, que es la causante final de esta enfermedad, a nivel bioquímico.

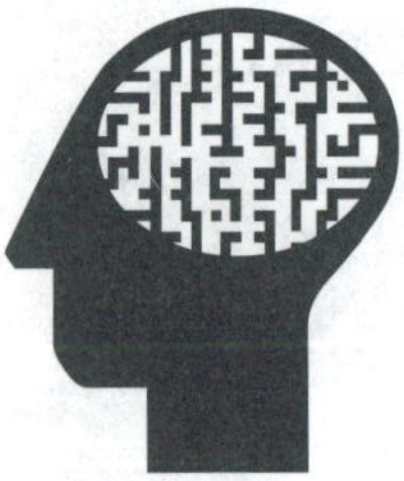

SÍNTOMAS

- La edad de aparición es variable pero lo más frecuente es que sea por encima de los 65 años.
- La enfermedad se va manifestando de forma lenta pero progresiva.
- Se produce una disminución de la memoria reciente. No se acuerdan de los hechos acontecidos en el mismo día, aunque conservan la memoria histórica o más antigua.
- Empieza a aparecer la irritabilidad, incluso en personas de carácter siempre afable.

Y otros síntomas como:

- Ansiedad.
- Cambios de humor frecuentes.
- Dificultad para encontrar las palabras precisas durante el transcurso de una conversación, etc.
- Problemas de movilidad para las tareas cotidianas como: vestirse, comer, manipular alimentos.

Suelen presentar también:

- Insomnio.
- Apatía y desinterés.
- Desorientación, pudiendo llegar a perderse o a tener serias dificultades para volver a casa.

DIAGNÓSTICO

El diagnóstico se sospecha por los síntomas que presenta el paciente, aunque es necesario realizar pruebas como el electroencefalograma (E.E.G), tomografía axial computarizada (TAC) o resonancia magnética nuclear (RMN), para hacer un diagnóstico diferencial con otras enfermedades neurológicas.

TRATAMIENTO

En la actualidad, no existe ningún medicamento capaz de curar la enfermedad de Alzheimer. Dicho así suena muy duro, pero es la realidad. Por suerte, la terapia genética viene a arrojar sobre esta terrible enfermedad ese rayo de esperanza que todos deseamos.

Sin embargo, son muchas las estrategias que se pueden poner en marcha para mejorar la calidad de vida del paciente con enfermedad de Alzheimer.

FARMACOLÓGICO

- Medicamentos vasoactivos (que estimulan el riego cerebral).
- Medicamentos que inhiben la acción de la enzima acetilcolinestarasa como:
  - Tacrina.
  - Donepezilo.
  - Psicofármacos para tratar alteraciones de la conducta.

NO FARMACOLÓGICO

Se trata de estrategias encaminadas a retrasar la aparición de los síntomas derivados de la alteración neuronal:

- Son muy útiles los talleres de memoria, donde al enfermo se le enseñan trucos para recordar dónde ha dejado objetos tan cotidianos como el reloj, las llaves de casa o las medicinas que debe tomar. Se basan en la asociación de ideas.
- Para mantener la memoria es aconsejable realizar ejercicios mentales como:
  - Escribir en un papel el resumen de lo leído en el periódico del día.
  - Hacer sumas, restas, divisiones y multiplicaciones sencillas.
  - Entretenerse realizando crucigramas.
  - Leer todos los días.
- Sería beneficioso desarrollar las actividades en grupo como:
  - Escenificación de obras teatrales o musicales.
  - Gimnasia.
  - Baile.
  - Actividades deportivas colectivas: fútbol, baloncesto, balonmano.

! CONSEJOS PARA EL CUIDADOR DE ENFERMO DE ALZHEIMER

Los familiares y cuidadores de enfermos de Alzheimer deben también cuidarse a sí mismos para poder realizar esta dura tarea. Para ello, siga estos consejos:

- Es indispensable el descanso.
- No se aísle de sus amigos.
- Tiene que tener un tiempo sólo para usted.
- Diviértase, realice actividades que le satisfagan. piense que no hace nada malo por divertirse, es más, esto le ayudará a atender mejor a su enferno, con otro ánimo.
- Cuando se vea muy agobiado, tómese un respiro, tómese unos días libres: a la vuelta lo verá todo de otro color.
- Póngase en contacto con asociaciones de enfermos de Alzheimer, le serán de gran ayuda.

LA CASA IDEAL PARA UN ENFERMO DE ALZHEIMER

1º LA CASA

- Debe estar libre de muebles y objetos que puedan provocar caídas.
- Se deben utilizar carteles y flechas que indiquen los recorridos y lugares comunes, como su habitación, el cuarto de baño o su cama.
- Para que no se desoriente, se pueden poner relojes y calendarios en sitios visibles.
- Para evitar las confusiones, los objetos de uso cotidiano del paciente se tienen que dejar siempre en el mismo sitio.

2º EL DORMITORIO

- Se debe situar la cama de tal manera que la persona suba o baje fácilmente por ambos lados, sin obstáculos.
- Siempre debe tener una luz especial encendida por la noche para evitar caídas.
- En el armario sólo deben estar las prendas de uso diario, cuantas menos cosas mejor.
- Cambiar los botones de las prendas de vestir por velcro les facilitará vestirse.
- Los zapatos no deben tener cordones.
- La luz de la mesilla debe estar sujeta, para evitar que se caiga al ser encendida o apagada y pueda ocasionar males mayores.

REGLAS Y NORMAS DIETÉTICAS

- Se deben utilizar platos y vasos grandes, para evitar que los alimentos y bebidas se salgan de los recipientes.
- La temperatura de los alimentos debe ser controlada, evitando que estén muy calientes. Así se previenen las quemaduras.
- Cuando el enfermo se niega a comer, con paciencia y un toque suave en la mandíbula o la barbilla se logra que abra la boca.
- Cuando hay problemas en la masticación, el cuidador puede hacer una demostración de cómo se hace y el paciente suele responder favorablemente.
- Mientras pueda, un enfermo de Alzheimer debe comer por sí solo, sin ayuda.
- La alimentación debe ser rica en pescado, por su alto contenido en ácidos grasos poliinsaturados... y en vitaminas antioxidantes A, C y E.
- No deben faltar productos ricos en ácido fólico para prevenir anemias.

ALIMENTOS RICOS EN:

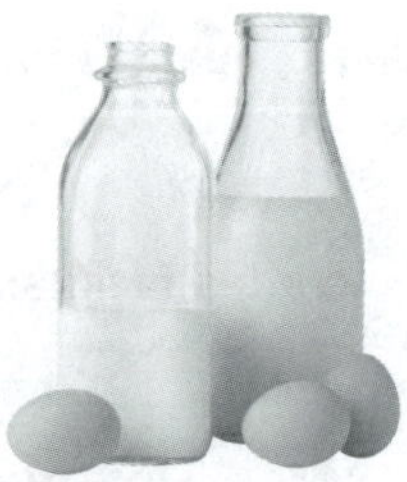

Vitamina A:
Aceite de hígado de bacalao
Leche
Mantequilla
Huevos

Vitamina C:
Vegetales frescos
Frutas (fundamentalmente los cítricos)
Patatas

Vitamina E:
Germen de trigo
Aceites vegetales (aceite de oliva)
Vegetales de hoja verde
Yema de huevo
Legumbres

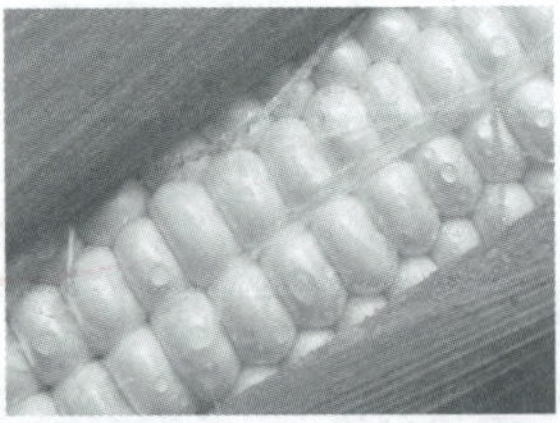

Ácido fólico:
Vegetales de hoja verde como: espinaca, brécol, guisantes o espárrago verde
Cereales: trigo, arroz o maíz

PREVENIR EL CÁNCER

El cáncer es la segunda causa de muerte en los países desarrollados después de las enfermedades cardiovasculares. Hay circunstancias y factores que se escapan de nuestras manos para prevenir el cáncer, pero está claro que unas normas higiénicas y dietéticas básicas y fáciles de realizar pueden ayudarle a poner su granito de arena en la prevención de esta enfermedad.

El siguiente decálogo de preceptos preventivos del cáncer debe aprenderlo bien como norma de vida saludable.

DECÁLOGO PARA PREVENIR EL CÁNCER

01 El sol es necesario para la vida, pero si abusa de él puede llegar a ser muy dañino.

02 El consumo de alcohol debe ser moderado, nunca más de dos copas de vino al día, durante las comidas.

03 No fumar. Ésta es una de las mejores cosas que puede hacer por su salud.
Solamente el alquitrán contiene 18 sustancias diferentes capaces de provocar cáncer.

04 Si usted trabaja o está en contacto habitual con radiaciones o compuestos químicos como el amianto o tintes de anilina, siga al pie de la letra las instrucciones de seguridad.

05 Disminuya el consumo de carne y aumente el de frutas, verduras, hortalizas, cereales integrales y legumbres. Así mismo, límite la ingesta de ahumados, conservas con nitritos y productos en salazón.

06 Mantenga estable su peso corporal y evite la obesidad. Realice ejercicio de forma regular.

07 La mujer, al igual que el hombre, deben realizar Visitas periódicas al ginecólogo y urólogo, respectivamente, para hacer un despistaje de las enfermedades malignas del aparato urogenital.

08 Si es mujer y su edad está comprendida entre los 45 y 64 años, acuda a su ginecólogo para que le realice una mamografía, sobre todo si tiene antecedentes familiares de cáncer de mama.

09 Una vez al mes, tres días después de la regla o el día elegido por usted, si está en la posmenopausia, toda mujer debe realizarse una auto exploración mamaria, acudiendo al médico ante la aparición de cualquier bulto en la mama o axila.

10 Ante síntomas como:

- Diarrea persistente o estreñimiento de aparición súbita.
- Cambio de color, dolor o sangrado de un lunar.
- Aparición de un bulto en cualquier parte de nuestro cuerpo.
- Sangre en las heces.
- Tos y expectoración con sangre.
- Dificultad al orinar, sensación de que la vejiga no se ha vaciado, o sangrado en la orina.
- Cambio del tono de la voz, aparición de ronquera que no se quita.
- Pérdida de peso sin justificación.
- Cansancio físico de aparición progresiva que no desaparece y no tiene justificación.

¡DEBE CONSULTAR AL MÉDICO DE INMEDIATO!

ÍNDICE TEMÁTICO

D

E

F

G

H

I

L

M

N

O

P

Q

R